CONTRIBUTION A L'ÉTUDE

DES

TUMEURS FIBREUSES DE L'OVAIRE

PAR

Jean CASTELNAU

DOCTEUR EN MÉDECINE

EXTERNE DES HÔPITAUX DE MONTPELLIER (Concours 1885)

INTERNE DES HÔPITAUX DE NIMES

MONTPELLIER

TYPOGRAPHIE ET LITHOGRAPHIE CHARLES BOEHM

ÉDITEUR DU MONTPELLIER MÉDICAL,

DE LA GAZETTE HEBDOMADAIRE DES SCIENCES MÉDICALES.

1890

CONTRIBUTION A L'ÉTUDE

DES

TUMEURS FIBREUSES DE L'OVAIRE

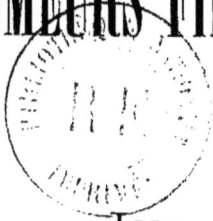

PAR

Jean CASTELNAU

DOCTEUR EN MÉDECINE

EXTERNE DES HÔPITAUX DE MONTPELLIER (Concours 1885)

INTERNE DES HÔPITAUX DE NIMES

MONTPELLIER

TYPOGRAPHIE ET LITHOGRAPHIE CHARLES BOEHM

ÉDITEUR DU MONTPELLIER MÉDICAL,

DE LA GAZETTE HEBDOMADAIRE DES SCIENCES MÉDICALES.

—

1890

A TOUS MES PARENTS

A TOUS MES AMIS

J CASTELNAU.

A MES MAITRES DE LA FACULTÉ DE MONTPELLIER

A MES MAITRES DANS LES HOPITAUX DE NIMES

J. CASTELNAU.

INTRODUCTION.

Pendant le cours de notre internat dans les Hôpitaux de Nimes, nous avons eu l'occasion d'observer, au service de la Clinique chirurgicale, un cas très intéressant de fibromyome de l'ovaire chez une femme de 38 ans. — Il nous a paru intéressant de faire une étude quelque peu approfondie de cette affection encore si peu étudiée jusqu'à nos jours.

Sur les conseils de M. le Dr Puech, médecin en chef de l'Hôtel-Dieu de Nimes, à qui nous tenons à exprimer ici toute notre gratitude pour la libéralité avec laquelle il a mis à notre disposition les moyens de recueillir les éléments de ce travail, nous nous sommes décidé à en faire le sujet de notre Thèse inaugurale. —

Certes, nous ne nous dissimulons pas la difficulté d'une telle étude, mais, appréciant l'intérêt pratique de cette question, nous avons pensé, dans notre modeste sphère, être utile à la science gynécologique, en faisant part de nos observations personnelles et de nos recherches dans les publications les plus autorisées.

L'étude que nous nous proposons de faire est essentiellement clinique. — Après quelques mots sur l'historique, la pathogénie et l'anatomie pathologique de ces tumeurs fibreuses, nous citons en premier lieu deux observations inédites (la première nous est personnelle, la seconde est due à l'obligeance de M. P. Puech, interne des Hôpitaux de Montpellier) et quelques autres cas, les plus importants que nous ayons trouvés dans la littérature médicale. — Entrant alors en plein dans notre travail, nous en donnons la description clinique et exposons leur symptomatologie, leur marche, leur durée, leurs complications. — Un autre chapitre important renferme les diagnostics direct et différentiel minutieusement discutés. — Enfin, après quelques réflexions sur le pronostic, nous rendons compte des résultats merveilleux que donne le traitement par l'ovariotomie, grâce à la nouvelle méthode antiseptique.

Avant de commencer cette étude, il nous reste un devoir à remplir, et nous sommes heureux que la tradition nous offre une semblable occasion de nous acquitter de la dette de reconnaissance que nous avons contractée envers tous nos Maîtres.

Que M. le Doyen Castan reçoive ici l'hommage de nos sincères remerciements pour la bienveillante sollicitude dont il nous a entouré pendant le cours de nos études, et l'honneur qu'il nous a fait en acceptant la présidence de notre Thèse ! — Nous n'oublierons jamais toutes les marques d'intérêt et les témoignages de sympathie les plus précieux, inspirés par une vieille amitié de famille, qu'il nous a prodigués pendant les années que nous avons passées près de lui dans cette chère Faculté.

Qu'il agrée l'expression de notre vive gratitude et de notre inaltérable dévouement !

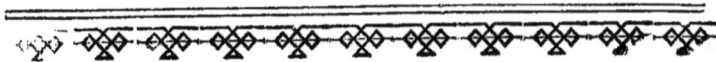

CONTRIBUTION A L'ÉTUDE

DES

TUMEURS FIBREUSES DE L'OVAIRE

CHAPITRE PREMIER.

Historique. — Étiologie.

Les tumeurs solides de l'ovaire sont relativement rares, et, parmi elles, ce sont les tumeurs fibreuses qui se rencontrent le moins souvent. Leur histoire ne sera pas longue ; en effet, jusqu'à nos jours, elles ont été peu étudiées. Vu le petit nombre de ces néoplasmes publiés dans la littérature médicale, leur étude n'en a été que plus difficile.

Au commencement de ce siècle, on connaissait surtout les kystes, et l'on croyait que toutes ces tumeurs étaient de nature kystique. Plus récemment, au contraire, on rattachait tous les kystes eux-mêmes aux tumeurs solides, et on les considérait comme un accident secondaire d'une sorte de dégénérescence. Ce n'est réellement que ces dernières années, que, grâce aux travaux remarquables de plusieurs savants, ces tumeurs ont été nettement étudiées et ont cessé d'être confondues.

À l'exemple de Spiegelberg, Spencer Wells, au commencement de son ouvrage, niait l'existence des fibromes ovariques, et il ne fut convaincu que lorsqu'il eut sous les yeux une véritable tumeur fibreuse qu'il venait d'extraire. Sur 1,000 ovariotomies il n'a trouvé que 3 cas semblables. Ils sont cependant moins rares qu'ils ne paraîtraient l'être d'après ces faits. Ziembecki, dans sa Thèse, rapporte 38 cas de tumeurs solides, parmi lesquelles nous ne trouvons que six fois des tumeurs fibreuses.

Léopold, dans un tableau fort complet cite 10 cas de fibromes sur 36. Après avoir consulté les différentes statistiques de tous les chirurgiens qui se sont occupés de ces questions, tels que Patenko, Scanzoni, de Sinéty, Schrœder, Martin, Lawson Tait, Kœberlé, etc..., nous avons pris une moyenne et avons conclu que ces néoplasmes se rencontraient à peu près dans la proportion suivante : « Sur 100 tumeurs solides, 25 fibreuses, soit le quart. »

L'observation la plus ancienne que nous relatons date de 1823; nous l'avons trouvée tout exceptionnellement dans les *Archives générales de Médecine*; ce n'est en effet que vers 1845 à 1850 que plusieurs faits ont été cités et que l'on s'est occupé d'une manière suivie de ces néoplasmes.

Nous avons bien peu de choses à dire pour établir les conditions étiologiques de ces tumeurs et les causes qui les engendrent. La plupart du temps, quand elles n'ont pas acquis un trop grand volume, leurs causes et leur évolution passent inaperçues.

L'âge des malades sur lesquelles ces tumeurs se rencontrent est plus souvent celui qui correspond à la période menstruelle, mais ce n'est pas absolu ; nous avons trouvé des cas où elles avaient commencé à se développer après la ménopause. L'état de mariage des femmes ne les met pas à l'abri de ces maladies ; au contraire, nous trouvons plus de femmes mariées atteintes de ces affections ; mais il ne faudrait pas conclure par là que les tumeurs solides de l'ovaire sont, d'une façon générale, plus fréquentes chez les femmes mariées, parce que le chiffre de ces dernières, dépassant de beaucoup celui des femmes non mariées, il est naturel qu'elles comptent aussi un bien plus grand nombre de cas gynécologiques, et de fibromes ovariens en particulier. La maternité et la stérilité jouent un rôle peu important, et les chiffres sont peu significatifs à ce sujet.

Nous citons le cas d'une vieille femme de 70 ans, qui se plaignait de voir son ventre grossir graduellement, et qui l'attribuait à une chute qu'elle avait faite depuis douze ans. Le traumatisme (coups, chutes, blessures) peut donc être invoqué comme cause efficiente de ces tumeurs, surtout si l'organe sexuel y est tant soit peu prédisposé. Il donne souvent aussi naissance aux anomalies et aux perturbations menstruelles, qui sont, elles, une des principales causes de ces néoplasmes.

Enfin, toutes les conditions qui sont susceptibles de provoquer la congestion de l'ovaire doivent ici trouver leur place ; beaucoup de ces conditions étiologiques sont en effet communes à l'ovarite et aux tumeurs ovariennes. Toutes les causes qui peuvent produire une irritation congestive ou une phlegmasie de cet organe doivent se retrouver dans l'étiologie de ces tumeurs.

Pour les néoplasmes fibreux seuls, les affections constitutionnelles n'ont pas un rôle pathogénique.

CHAPITRE II.

Pathogénie. — Anatomie pathologique.

L'étude histologique des tumeurs fibreuses de l'ovaire est fort complexe ; en effet, par néoplasmes fibreux, nous ne voulons pas parler seulement des fibromes purs, exclusivement composés de tissu conjonctif ; nous avons aussi en vue les fibromyomes, tumeurs formées par les tissus conjonctif et musculaire. Ces deux espèces de néoplasmes ne diffèrent absolument que par leur structure intime ; ils ont les mêmes symptômes, la même marche, et doivent donc subir le même traitement. Aussi, voulant nous placer dans ce travail sur un terrain exclusivement clinique, nous ne les séparerons ni dans notre pensée, ni dans notre étude.

En général, ces tumeurs sont surtout fibreuses ; on n'y rencontre qu'en petit nombre des fibres musculaires. Bon nombre de savants gynécologues, parmi lesquels Schrœder, n'osent encore affirmer, si ces tumeurs prennent véritablement naissance dans l'ovaire, et ils se demandent si elles ne viennent pas de l'utérus, s'accroissant d'une manière exagérée et englobant l'ovaire de façon à lui faire perdre son aspect normal et à le dénaturer complètement.

Si ces néoplasmes avaient débuté dans l'utérus, ils contiendraient, ce nous semble, des fibres musculaires en plus grande quantité, tandis que ce qui caractérise surtout les fibromyomes ovariens, c'est la prédominance du tissu conjonctif et la rareté des fibres musculaires simplement parsemées çà et là. Que

peut fournir en effet à une tumeur l'utérus, qui est presque exclusivement composé de tissu musculaire, si ce n'est ce tissu
lui-même ! D'un autre côté, l'ovaire contient assez de fibres musculaires dans sa constitution intime pour nous expliquer leur
présence dans ses tumeurs ?

Le pédicule aussi, formé la plupart du temps par la trompe
restée normale, simplement un peu épaissie, est une preuve de
plus en faveur des néoplasmes de l'ovaire. Dans les tumeurs
utérines, il est beaucoup plus court et plus épais.

L'examen clinique seul est incapable d'éclairer le diagnostic,
mais, dans quelques cas, l'examen microscopique suffit pour démontrer que la tumeur tire son origine du stroma fibreux de
l'ovaire. Ainsi donc, pourquoi ne pas admettre avec Virchow
l'existence du fibromyome ovarien ?

Une fois que l'on a constaté dans l'ovaire la présence des éléments nécessaires à la formation des tumeurs de cette espèce, il
est aussi naturel qu'elles prennent naissance dans cet organe que
dans n'importe quel autre !

Il n'y a pas longtemps, on se posait encore cette question :
Existe-t-il de véritables tumeurs fibreuses, des fibromes purs
formés exclusivement de tissu conjonctif ? A notre époque, les
quelques observations publiées, les études histologiques approfondies, ne nous permettent plus d'émettre un pareil doute.

Nous rapportons un cas type de fibrome pur dans l'obs. ii ;
un examen approfondi fait par M. le professeur Kiener n'a
révélé la présence d'aucune fibre musculaire.

Plusieurs savants ont encore nié leur existence propre et ont
dit que ces fibromes ovariens étaient simplement des corps fibreux
sous-séreux pédiculés, ou développés dans les feuillets du ligament large, qui avaient envahi et englobé l'ovaire. Cependant,
bien souvent, nous avons trouvé ces tumeurs du ligament large
avec l'ovaire resté libre à côté d'eux, ou accolé à leurs parois sans
avoir changé de volume ; dans ce cas-là, le diagnostic est facile.

Mais quand il fait complètement corps avec ces néoplasmes, la distinction devient difficile. Il peut arriver alors deux choses : 1° Ou la tumeur s'est développée primitivement dans l'ovaire, et le ligament large qui la recouvre comme un capuchon s'est épaissi et semble faire partie de ce néoplasme ; on peut alors détruire facilement ces adhérences en allant avec précaution, et on s'aperçoit que cette liaison intime n'était qu'apparente ; 2° ou la tumeur a débuté dans le ligament large et a englobé l'ovaire. Le diagnostic est alors plus difficile. L'absence de pédicule, ou s'il en existe un, son peu d'importance, sa forme, sa direction, nous montreront quel est le point de départ de ces néoplasmes.

Dans un travail sur le développement des corps fibreux de l'ovaire, Patenko les regarde comme une sclérose de l'endothélium folliculaire. Selon lui, ces tumeurs sont toujours réduites dans leur volume, et lorsqu'elles sont plus volumineuses, c'est qu'elles ont pris naissance en dehors de l'ovaire. Il en admet deux variétés, selon que toute la masse est solide, ou qu'elle renferme un noyau solide.

Léopold les divise en fibromes purs et fibromes complexes, tels que fibromyomes et fibrosarcomes.

Spiegelberg appelle fibrome aréolaire une espèce de tumeurs fibreuses, dont les travées sont formées de cellules fusiformes, et qui ont un développement vasculaire tel qu'on peut les comparer à un tissu caverneux.

Mais ce sont les kystes qui viennent le plus souvent se mêler au tissu des fibromes ; nous remarquons surtout leur présence dans les tumeurs les plus volumineuses. On trouve les proportions les plus variables dans la distribution de l'élément kystique et de l'élément fibreux. Tantôt les kystes occupent le centre de la tumeur, tantôt la périphérie. D'après Scanzoni, les kystes se formeraient secondairement au milieu du tissu cellulaire, qui constitue le fibrome. Quand ces tumeurs se développent consécutivement aux kystes, ceux-ci se voient à la périphérie, entourés de vaisseaux veineux de nouvelle formation, tandis que leur paroi est manifestement fibreuse.

Ces kystes ne sont pas uniques, et il est rare de ne pas en trouver plusieurs sur les parois de la même tumeur. Ainsi donc, ces néoplasmes fibreux, comme tous ceux de l'ovaire d'ailleurs, ont une grande tendance à la production des kystes.

Comme nous l'avons dit plus haut, on trouve très souvent dans ces fibromes des fibres musculaires.

Ces tumeurs, quoique bénignes, peuvent dégénérer quelquefois en fibrosarcomes et devenir malignes. Ce n'est qu'à la longue qu'une telle dégénérescence se produit. Nous avons vu précédemment des tumeurs qui, après avoir été véritablement bénignes pendant plusieurs années, commençaient à se transformer, et si l'ovariotomie n'était pas venue interrompre leurs progrès, elles seraient devenues malignes.

Ces tumeurs fibreuses enfin ne doivent pas être confondues avec la transformation fibreuse de l'ovaire décrite par Cruveilhier, et dont il admet deux formes : la transformation fibreuse atrophique qui n'est autre que la sclérose atrophique de l'ovaire et la transformation fibreuse hypertrophique qui implique une lésion de tout le stroma de l'ovaire et appartient aux inflammations chroniques de cet organe.

Nés aux dépens du stroma, les fibromes se développent par une hyperplasie des éléments de ce stroma ovarien, et atrophient progressivement les éléments de l'ovaire qui ne tardent pas à disparaître complètement devant cette nouvelle formation. Ils occupent le plus souvent un seul ovaire, quelquefois les deux sont atteints. Ces tumeurs le plus souvent n'acquièrent pas des proportions très considérables et ne dépassent guère le volume d'une noix ou d'un œuf. Aussi, dans ces cas, passent-elles souvent inaperçues, et ce n'est que l'autopsie qui vient nous les révéler. Elles ne présentent de grandes dimensions qu'exceptionnellement. Leur consistance est dure, élastique ; leur surface lisse et unie ou légèrement mamelonnée ; leur forme variable.

Si l'on examine une coupe de tumeur fibreuse de l'ovaire, on voit que les faisceaux conjonctifs sont disposés irrégulièrement, sans ordre, et ne rayonnent pas autour d'un ou de plusieurs centres, comme pour les fibromyomes de l'utérus.

Ils sont enchevêtrés et forment une trame fort serrée, qui est pauvre en cellules. Les vaisseaux sont en général peu nombreux et de petit calibre.

Quand ces tumeurs sont volumineuses, l'élément vasculaire s'y développe et prédomine. On y rencontre des vaisseaux capillaires sans parois propres, revêtus seulement d'une couche endothéliale, et d'autres vaisseaux plus volumineux pourvus des trois tuniques. Ces cavités kystiques dont nous avons déjà parlé, qui contenaient un liquide clair et transparent, peuvent aussi être remplies de sang. Leur origine est due, ou à des points de ramollissement, de dégénérescence graisseuse, ou à des espaces lymphatiques dilatés. Leur périphérie est toujours le siège d'une vascularité veineuse très prononcée ; on y trouve aussi de fausses membranes. Le pédicule de l'ovaire est presque toujours reconnaissable et indépendant de la tumeur. Le pavillon de la trompe, que l'on trouve appliqué sur les kystes et confondu avec eux, reste libre en cas de fibrome.

On a signalé des néoplasmes fibreux développés aux dépens des corps jaunes. Les parties centrales de ces produits d'involution folliculaire, à l'état normal, sont en effet de véritables petits nodules de tissu fibreux semblable au tissu cicatriciel. Rokitansky, Klob et Jenks [1] en ont observé des cas ; les symptômes ne sont autres que ceux observés constamment lorsqu'une tumeur se développe dans le petit bassin, et ils ne présentent rien de caractéristique.

Ces néoplasmes peuvent subir de temps à autre une trans-

[1] Am. J. of Obst., vol. VI, pag. 107.

formation calcaire ; c'est la surface externe qui se calcifie la première. Au point de vue du pronostic, c'est un fait bien important. Une fois ainsi transformées, ces tumeurs s'arrêtent dans leur développement et restent stationnaires sans altérer davantage la santé de la malade.

Plus rarement encore, ces néoplasmes s'ossifient ; Waldeyer [1] a observé un fibrome ovarique présentant tout à fait la structure de l'os, et Kleinwachter [2] fit l'opération césarienne pour enlever une tumeur osseuse dont une très minime partie était encore fibreuse.

On a encore noté, comme terminaison possible, la suppuration. Kiwisch et Safford Lee [3] en ont vu des cas. Rokitansky [4] a observé la suppuration d'un fibrome gros comme un œuf d'oie, après l'accouchement. Dans ces cas-là, le pronostic est aggravé.

[1] Arch. f. Gyn. Bd 2, pag. 440.
[2] Arch. f. Gyn. Bd 4, pag. 171.
[3] Am. J. of Obst., vol. VI, pag. 26.
[4] Am. J. of Obst., vol. VI, pag. 4`4.

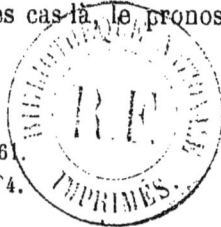

CHAPITRE III.

Observations.

PREMIÈRE OBSERVATION (personnelle).

(Recueillie dans le service de M. le Dr REYNAUD, à l'Hôtel-Dieu de Nimes).
Fibromyome de l'ovaire gauche ; Ascite ; Ovariotomie. — Mort.

Le 26 février 1890, entre dans le service de M. le Dr Reynaud la nommée Julie N..., âgée de 38 ans, ménagère.

Antécédents héréditaires, rien de bien important. Père mort d'une dysenterie à 62 ans ; mère morte d'une maladie de cœur à la ménopause ; deux sœurs et un frère qui se portent bien.

Antécédents personnels. A été réglée à 12 ans, menstruation régulière. Mariée à 19 ans, a eu six enfants dont trois survivent. Après sa dernière couche, il y a sept ans, forte hémorrhagie dont elle s'est néanmoins bien remise. A toujours nourri ses enfants.

Il y a cinq ans que la malade a commencé à s'apercevoir que son ventre grossissait, mais elle ne souffrait pas. Elle ne pouvait dire de quel côté cela a débuté. Elle sentait une sensation de froid, dit-elle, dans le côté droit. Ses règles ont persisté régulièrement au début.

Pendant dix mois, augmentation lente du ventre et état général bon. Jusqu'à ce moment, les médecins crurent à une grossesse.

Le onzième mois, le ventre augmenta très rapidement ; il était alors très tendu, les jambes enflées, la respiration gênée ; les digestions se faisaient assez bien, mais la malade n'avait point d'appétit. Beaucoup de difficulté pour aller à la selle. Elle urinait très souvent. La marche était pénible. Beaucoup de vergetures sur le ventre. Une ponction fut alors décidée et exécutée le 1er septembre 1885. 14 litres de liquide citrin, jaunâtre furent retirés. Après cette ponction, la malade éprouva beaucoup de soulagement ; l'appétit revint ; le tube digestif fonctionna bien. Par contre, les règles disparurent. Mais cet état ne dura pas longtemps ; son ventre grossit si rapidement que le 3 mars 1886 on dut lui faire une seconde ponction qui donna 18 litres du même liquide. L'état général s'améliora alors sensiblement ; l'appétit revint ; les digestions furent faciles ; la malade, en un mot, pouvait faire son ménage. Deux mois après cette seconde ponction, les règles apparurent de nouveau.

Depuis mars 1886 jusqu'en octobre 1889, les règles sont revenues régulièrement ; le ventre n'a pas grossi trop vite, et l'état est resté à peu près stationnaire.

État actuel. — Femme très amaigrie ; facies tiré, yeux enfoncés. On voit qu'elle souffre depuis longtemps ; elle se sent anéantie, faible, mais n'indique pas de douleur dans un point spécial. Point d'appétit ; les liquides passent bien ; dès qu'on arrive aux solides, la digestion est difficile. Va bien à la selle. Très altérée. Les règles, qui étaient régulières jusqu'à ce jour, ont manqué le dernier mois. État moral médiocre.

Ventre bombé vers son milieu, rempli de liquide, peau très tendue, cicatrice ombilicale effacée. On a très facilement la sensation de flot caractéristique. Grande matité qui part du pubis et remonte sur la ligne médiane jusqu'à trois travers de doigt au-dessus de l'ombilic ; les flancs sont tantôt sonores, tantôt mats ; circulation veineuse de la paroi très riche.

Au palper, on sent dans l'intérieur du ventre un corps dur nageant dans beaucoup de liquide. Ce corps est volumineux, irrégulier, bosselé ; on sent de grosses et de petites parties. Il ballotte très nettement et produit le choc de retour ; il se sent plus à gauche qu'à droite.

Toucher vaginal rendu presque impossible par un cystocèle ; la vessie est complètement retournée ; la malade urine à chaque instant sans douleur et fort peu à la fois. Utérus mobile en antéflexion et en prolapsus, doublant la vessie et la repoussant au dehors. Col normal. Culs-de-sac peu prononcés ; par le toucher et le palper combinés, on peut faire ballotter le corps situé dans l'abdomen.

Dimension du ventre de l'appendice xiphoïde au pubis 49 centim. Circonférence 1m,06.

Depuis quelques jours, la malade va moins bien ; les digestions sont plus pénibles, beaucoup de vomissements la nuit et un léger accès de fièvre chaque soir,

Malgré ce mauvais état général, et selon le désir de la patiente, l'opération fut décidée et pratiquée le 10 mars 1890.

Après un long lavage, large incision remontant jusqu'à l'ombilic, 15 centim. environ. La peau et le tissu cellulaire sous-cutané une fois incisés, on tombe sur une membrane blanche qui fait l'effet d'une poche kystique, et qui n'est autre que le péritoine fortement épaissi et très adhérent à la peau. Une ponction donne 14 litres de liquide. Le péritoine est alors incisé, et une tumeur ovarique apparaît, fort difficile à énucléer, vu son gros volume. Le pédicule, heureusement assez long, est formé par le mésovarium, la trompe et le pavillon. Après une double ligature sur le pédicule et une autre sur un peu d'épiploon adhérent à la partie supérieure, la tumeur est enlevée. Aucune autre adhérence. Hémostase et lavage profond et prolongé de toute la cavité abdominale avec de l'eau bouillie distillée.

Suture profonde avec fils d'argent, superficielle avec fils de soie.— Pansement à la vaseline iodoformée, gaze iodoformée, etc.

Après l'opération, l'état de la malade fut peu satisfaisant.

10 mars 6 h. soir. — Pouls très petit, filant et agité (112 pulsations), température 34°.

Un peu d'agitation et quelques angoisses d'estomac ; la malade ne parle pas mais se plaint continuellement. — Une cuillerée potion de Tood, administrée chaque heure est bien supportée. — Une piqûre d'éther à 6 heures.—Les genoux sont enveloppés de coton, et plusieurs bouteilles d'eau chaude sont placées le long du corps.

Chaque quatre heures, la malade est sondée, et urine bien.

10 h. soir. — Même état qui se prolonge toute la nuit. — Même agitation, même pouls, même température.

11. 7 h. matin. — Situation plus satisfaisante. — (112 pulsations), température 36°,4. — Depuis ce matin, la malade n'a plus besoin d'être sondée; elle urine seule. Le bouillon n'est pas supporté et provoque des vomissements qui sont arrêtés par la glace.

10 h. matin. — Lavement composé de rhum, lait et jaune d'œuf a été gardé.

Pouls toujours agité, mais moins faible.

L'après-midi se passe calmement dans de petits sommeils facilement interrompus. — Peu de vomissements.

5 h. soir. — (120 pulsations), température 36°,9.

Pas de coliques ; urine toujours bien. — Quelques angoisses d'estomac calmées par du champagne frappé.

Plus tard, dans la soirée, forte colique ayant abouti à une bonne
selle.

12. 7 h. matin. — Nuit calme ; du sommeil. — (142 pulsations),
température 37°,5.

Une autre bonne selle. — La malade transpire beaucoup et a un
facies très tiré.

Quatre lavements nutritifs, champagne frappé et potion de Tood.

5 h. soir. — Journée bonne ; du calme, presque plus d'angoisses
d'estomac ; la malade a supporté du bouillon glacé à 2 heures et à
5 heures.

Pouls moins faible, mais très agité (142 pulsations), température
36°,9. — La malade tousse un peu, ce qui la gêne et l'angoisse ; à
part cela, état très satisfaisant.

8 h. soir. — A cette heure, la scène change et survient un fort
accès de dyspnée, que l'on ne sait à quelle cause attribuer. — A 10
heures du soir, un autre plus violent que le premier. — A partir de
ce moment, la malade baisse considérablement et expire à 2 heures
du matin dans un troisième accès de dyspnée. — L'autopsie n'a pas
été possible.

Examen de la pièce fait par M. le professeur Kiener. — Tumeur
mobile dans 14 litres de liquide ascitique ; petite adhérence à l'épiploon ; pédicule aplati, 1/2 centim. d'épaisseur.

Poids : 3,580 gram. — On remarque sur un point de sa surface la
trompe, dont le pavillon est libre ; aucun vestige de l'ovaire. — Tumeur complètement solide, bosselée, dureté fibreuse. — On peut détacher une membrane d'épaisseur inégale, probablement la paroi du
ligament large. — A la section, grande résistance due aux fibromyomes. — Elle est constituée par un très grand nombre de nodosités du volume d'un pois à une petite pomme, quelques-unes facilement énucléables, les autres réunies par du tissu fibreux dense. — Ces
nodosités sont constituées par l'enchevêtrement de faisceaux blanchâ-
tres ou légèrement rosés. — Sur quelques points, le tissu de ces
nodosités est ramolli, graisseux, parfois crayeux ou infiltré de sels
calcaires. — D'autres nodosités sont creusées de cavités irrégulières,
remplies de liquide séreux. — Ces kystes résultent du ramollissement graisseux, car on les voit au milieu de tissus manifestement

dégénérés. Deux ou trois nodosités sont infiltrées de sang extravasé.
— Sur un point de la surface, kyste jaune verdâtre du volume d'une
noix, qui siège dans l'épaisseur de la membrane d'enveloppe; ce n'est
pas un kyste de ramollissement.

Examen microscopique. — Les coupes obtenues sur des fragments
durcis par l'acide chromique, colorés par le carmen aluné, sont uni-
formément constituées par de larges faisceaux fibro-musculaires,
entre-croisés dans tous les sens. Les noyaux musculaires apparaissent tantôt sous la forme de bâtonnets longs et grêles, mousses à leurs
extrémités, longs de 30 à 40 μ, tantôt sous la forme de section circulaire de 5 à 6 μ de diamètre, ou de petits tronçons cylindriques, suivant que les faisceaux auxquels appartiennent les fibres musculaires,
sont coupés parallèlement, perpendiculairement ou obliquement à leur
axe. — Tous ces faisceaux ont une structure serrée et dense, et les
fibres musculaires y sont enserrées dans une trame conjonctive
fibreuse pauvre en cellules. Dans l'intérieur des faisceaux, et ordi-
nairement dans leur axe, on ne rencontre que les vaisseaux capillaires
sans parois propres et revêtus seulement d'une couche endothéliale;
les masses nodulaires, composées par l'agglomération d'un grand
nombre de faisceaux, sont réunies les unes aux autres par un tissu
conjonctif de structure plus lâche, au sein duquel on trouve des sections de vaisseaux plus volumineux et pourvus de trois tuniques. —
Sur quelques points correspondant aux îlots crayeux, on reconnaît
encore la structure fasciculée, mais les noyaux ne sont plus colorés.
Dans aucun point des coupes, on ne rencontre des amas de cellules
migratrices. — La préparation ayant été faite quarante-huit heures
après l'opération, il n'a pas été possible de retrouver des figures en
kariokynèse. — Les caractères généraux de la structure sont d'ailleurs
en rapport avec un développement lent de la tumeur. C'est un
fibromyome de l'ovaire gauche.

OBSERVATION II.

(Recueillie dans le service de M. le professeur TÉDENAT, à l'hôpital Suburbain
de Montpellier, et due à l'obligeance de M. P. PUECH, interne des Hôpitaux).

Fibrome de l'ovaire droit; Ascite; Ovariotomie. — Guérison.

Le 6 mai 1890, entre dans le service de M. le professeur Tédenat
la nommée Joséphine M..., âgée de 17 ans, sans profession.

Les antécédents héréditaires et personnels sont excellents; elle n'a eu qu'une fièvre typhoïde légère, à l'âge de 10 ans. Réglée à 13 ans, sans souffrance. Menstruation régulière pendant un an, abondante, durant cinq à six jours ; pas de pertes blanches intermenstruelles. Il y a trois ans, aménorrhée absolue. — Pas de douleurs ni de phénomènes particuliers.—Un an après, un médecin, consulté, constata l'existence d'une tumeur abdominale grosse environ comme un œuf et qui conserve ce volume pendant une année. A cette époque, la jeune fille était très grasse, et c'est plutôt pour cette obésité que pour la tumeur, dont l'existence avait été jusque-là méconnue, qu'elle s'était adressée à des médecins. Depuis un an seulement, la tumeur, jusque-là restée stationnaire, augmenta progressivement de volume, pour acquérir les dimensions qu'elle offre aujourd'hui. L'augmentation de volume s'est faite insidieusement, sans irradiations douloureuses du côté des membres inférieurs, sans troubles du côté des organes voisins (vessie, ou utérus), sauf cependant au mois de janvier dernier, où la malade ressentit, dans le ventre et du côté des reins, des douleurs assez vives, en même temps que le ventre se ballonnait un peu. Ces premiers phénomènes, qui nécessitèrent le séjour au lit, ont duré un mois. M. le professeur Tédenat, à qui la malade avait été présentée en décembre 1889, porta le diagnostic de « tumeur solide de l'ovaire » et dès cette époque conseilla une intervention radicale, qui ne fut pas acceptée par la famille. Depuis lors jusqu'à son entrée, la malade a été soumise à l'électricité, mais sans grand succès.

État actuel. — Fille plutôt grasse, vierge ; état physique et moral excellent ; appétit bon , n'accuse aucun phénomène subjectif important.

Par la vue il est facile de se rendre compte de l'augmentation de volume de l'abdomen, dont la partie inférieure est comme soulevée, surtout à droite, par la tumeur. Au palper, on constate l'indépendance absolue de la paroi abdominale et de la tumeur. Cette dernière dont le volume paraît égaler celui des deux poings réunis est dure, consistante, très mobile, se laissant facilement déplacer (véritable ballottement) et occupe toute la région de l'hypogastre et de la fosse iliaque droite ; en haut, elle remonte à un travers de doigt au-dessus de l'ombilic. A la partie inférieure de l'abdomen, dans les flancs, on constate la présence d'un liquide ascitique assez abondant sur lequel la tumeur est comme flottante. Par le toucher vaginal, on sent à travers le cul-de-sac droit que la tumeur est séparée de l'utérus par une sorte d'encoche qui admet bien le doigt. L'utérus est mobile, et les mouvements qui lui sont communiqués avec le doigt sont vaguement transmis à la tumeur, lorsqu'ils atteignent un certain degré.

Diagnostic : tumeur solide de l'ovaire droit.

Le 9 mai, l'ouverture fut pratiquée. Longue incision abdominale allongée à différentes reprises au cours de l'opération et dépassant un peu en haut l'ombilic. Dès l'ouverture du péritoine, il s'échappe une certaine quantité (2 litres environ) d'un liquide jaune citrin ascitique, dont la sortie entraîne l'issue de quatre ou cinq membranes fines transparentes, flottant dans la cavité abdominale. Une sorte de nappe blanchâtre, constituée par le ligament large épaissi, s'étend de la face antérieure de l'utérus à la tumeur qu'elle coiffe en avant, en haut et en arrière. M. Tédenat introduit la main en arrière de la tumeur et essaye à plusieurs reprises de la faire saillir entre les lèvres de l'incision trop étroite, et qu'il fallut agrandir en haut et en bas. L'intestin, qui apparaît dans l'angle supérieur de la plaie, est maintenu par des compresses chaudes et antiseptiques. Au cours de ces manœuvres, la coiffe formée par le ligament large à la tumeur se déchire, et par cette déchirure on glisse d'abord des ciseaux courbes fermés, puis le doigt de manière à pratiquer la décortication, qui est ainsi facilement obtenue. La tumeur ne tient plus alors que par un mince pédicule représenté par la trompe. Ligature avec un fil de soie n° 4 et section au thermocautère. Pédiculisation du ligament large lié et sectionné au thermocautère.

Lavage de la cavité abdominale avec de l'eau bouillie tiède, légèrement boriquée et assèchement rapide avec des tampons d'ouate. — Auparavant, on a constaté l'état d'intégrité parfaite de l'ovaire gauche. — Fermeture de la cavité abdominale avec les fils de soie. — Pansement antiseptique et légèrement compressif.

L'opération a duré trente-cinq minutes.

Les suites ont été excellentes ; une seule fois, le troisième jour, la température s'est élevée à 38°.

Les trois premiers jours, la malade a eu des vomissements assez fréquents, qui ont cédé à l'administration d'eau d'Hunyadi-Janos prise à la dose d'un demi-verre à bordeaux toutes les demi-heures.

19 mai. Dix jours après l'opération, le pansement est enlevé ; la cicatrisation est parfaite, et tous les fils sont retirés ce jour-là.

6 juin. La malade quitte l'hôpital complètement rétablie : depuis six jours, elle se lève, le ventre soutenu par une ceinture hypogastrique et marche sans ressentir la moindre douleur.

Examen de la pièce. — La tumeur a le volume d'une tête d'enfant de 2 mois. Elle est sensiblement sphérique et mesure dans sa plus grande circonférence 43 centim., 38 centim. dans sa plus petite. Son poids est de 1,040 gram. En certains points, elle présente des bosselures, dans l'intervalle desquelles sont restées des portions plus ou moins considérables de la coque formée par le ligament large.

La tumeur est constituée par un tissu dur, résistant à la coupe ; les surfaces de sections blanc grisâtre sont très nettes. On n'y voit pas de cavités kystiques. Macroscopiquement, elle a tous les caractères des tumeurs fibreuses.

Examen microscopique fait par M. le professeur Kiener.

L'examen histologique montre une structure purement fibreuse et plexiforme. Des cordons fibreux de structure serrée, entre-croisés dans tous les sens, sont unis entre eux par un tissu fibreux plus lâche. Chaque cordon montre lui-même à la coupe un enchevêtrement de cordons plus petits, que nous appellerons primitifs, que la coupe a divisés parallèlement, obliquement ou perpendiculairement à leur direction. Dans les îlots de forme circulaire, qui sont coupés perpendiculairement à la direction de leurs faisceaux, les cellules ont une apparence stellaire, tandis qu'elles sont fusiformes dans les cordons coupés parallèlement à leur axe. En général, les cellules sont grêles et peu nombreuses. Çà et là, cependant, on rencontre des îlots dans lesquels les cellules apparaissent plus rapprochées et plus volumineuses ; ces cordons se rapprochent alors de la structure des tumeurs fibro-plastiques.

Le tissu est assez riche en vaisseaux, dont le plus grand nombre siège dans le tissu conjonctif lâche qui unit entre eux les cordons primitifs et secondaires. Dans ce siège, les vaisseaux ont, outre leurs parois propres, une tunique adventice nettement caractérisée. On rencontre, en outre, dans l'intérieur même des cordons primitifs, des vaisseaux capillaires sous forme de lacunes sans parois propres et revêtus seulement d'un endothélium. Les cellules migratrices isolées sont très rares, et en aucun point on n'en rencontre d'amas.

OBSERVATION III.

Tumeur solide de l'ovaire droit et Ascite chez une femme de 77 ans; Ovariotomie double; Fibromes ovariens.— Guérison (Extraite du *Progrès médical*, 1888).

Mme L..., âgée de 77 ans, entrée le 26 janvier 1888, salle Chassaignac, lit n° 3, service de M. le Dr Terrier.

Antécédents. — Pas de renseignements sur ses parents. Réglée à 18 ans, les règles ont toujours été régulières, de durée moyenne ; a eu un enfant à 24 ans. Ménopause à 48 ans; pas de maladies graves.

Au mois de juillet 1887, elle s'est aperçue que son ventre grossissait du côté droit et qu'il y avait quelque chose de dur. Quelques mois après, elle eut de l'œdème aux malléoles de la jambe droite, mais l'enflure disparut rapidement. Le ventre continua à grossir peu à peu. La malade entre alors à l'hôpital.

État actuel (12 février 1888).

Marche rendue très pénible par le poids et le volume de la tumeur abdominale. Assez d'amaigrissement ; la malade nous dit qu'elle s'est aperçue de cette diminution des forces et de cet amaigrissement avant de constater qu'elle avait une tumeur dans le flanc droit. Respiration gênée et fréquente. Appétit diminué, sans troubles digestifs notables ; mictions fréquentes et non douloureuses. Pas d'accidents péritonéaux.

Ventre volumineux, élargi dans les flancs, plus saillant du côté droit. Paroi pas très tendue et dépressible. Cicatrice ombilicale, pas déformée. Circonférence : à l'ombilic 1^m,07; à 10 centim. au-dessous 1^m,05; à 10 centim. au-dessus 1^m,03. Distance de l'appendice xiphoïde à l'ombilic, 21 centim.; au pubis, 18 centim.

A la palpation, la tumeur occupe la partie droite du ventre et flotte dans une couche liquide. Elle est dure et mobile. On a très nettement la sensation de ballottement, et on sent sous la main un léger frottement. Par une palpation plus délicate, on arrive à sentir sur cette tumeur deux parties saillantes et dures. A la percussion, on a très nettement la sensation de flot. Sonorité dans toute la partie supérieure ; matité absolue dans les flancs et dans la partie inférieure du ventre.

Œdème mou dans le membre inférieur droit, remontant jusqu'à la cuisse. La main avec l'avant bras droit, la partie droite du thorax, sont œdématiées. Au toucher vaginal, l'utérus est petit et atrophié, assez mobile. Col petit; rien dans les culs-de-sac.

Diagnostic : Tumeur solide de l'ovaire droit.

L'opération est faite le 14 février 1888 par M. Terrier, aidé de MM. Quénu et Périer.

L'incision de la paroi va de l'ombilic à quelques centimètres au-dessus du pubis; du liquide ascitique s'écoule en grande abondance. La tumeur est si volumineuse qu'on est obligé d'agrandir l'incision de plusieurs centimètres en bas et en haut. Elle est alors énucléée assez facilement, après avoir détaché et lié avec précaution des adhé- rences avec l'épiploon et l'intestin grêle. Le pédicule inférieur est saisi entre deux pinces, puis divisé en deux parties et lié avec des fils de soie croisés en X.

L'ovaire gauche, gros comme une mandarine, paraissant atteint de fibrome, est enlevé aussi.

Sutures profondes de la paroi abdominale avec 12 des fils d'argent, 11 sutures superficielles au crin de Florence. Pansement antisepti- que complet.

Les suites opératoires ont été excellentes. La température n'est jamais montée à 38°, et la malade a quitté l'hôpital, le 26 mars, com- plètement guérie.

Examen de la pièce. — La tumeur de droite est constituée par une énorme masse du volume d'une tête d'adulte pesant 3,850 gram., de forme régulière, à surface lisse, ayant contracté des adhérences en haut avec l'épiploon, en bas et en arrière avec l'intestin.

Un mince pédicule composé du ligament large et de la trompe la relie au petit bassin. A la surface de la tumeur, existe une masse blan- châtre, ovoïde et dure, du volume d'un gros œuf de poule. La colo- ration varie, tantôt blanche jaunâtre, tantôt rouge violacée. La consistance aussi est inégale; presque partout dure, fluctuante en certains points. En un point, l'enveloppe fibreuse du néoplasme est décollée par un épanchement liquide sanguinolent étalé en nappe.

Description histologique. — A la section, la tumeur a une couleur blanche jaunâtre, une consistance fibreuse, lardacée, sauf en certains points où la couleur est rouge brunâtre, et où la tumeur est infiltrée de sang. C'est un fibrome présentant de nombreux points en dégéné- rescence graisseuse plus ou moins avancée et d'autres infiltrés de sang. Il n'existe plus trace de tissu ovarien normal : la transformation fibreuse des ovaires est donc complète.

L'ovaire gauche, du volume d'un petit œuf de poule, est absolument fibreux et dur. La trompe paraît normale.

OBSERVATION IV.

Fibromyome de l'ovaire ; Ascite ; Ovariotomie. — Guérison, par M. HARTMANN, interne des Hôpitaux (Extraite des *Bulletins de la Société anatomique*, 1884).

P..., 43 ans, caissière, entre, le 11 novembre 1883, à l'hôpital Bichat, salle Chassaignac, nº 24 (service de M. le Dr Terrier), pour une tumeur du ventre.

Antécédents héréditaires. — Père mort d'une affection hépatique ; mère vivante, n'a jamais eu de maladies graves. Plusieurs sœurs mortes très jeunes.

Antécédents personnels. — Réglée à 11 ans ; règles régulières, mais peu abondantes. — Mariée à 15 ans, a eu trois fausses couches à deux mois et demi.

En 1875, elle commença à ressentir de la gêne et de la pesanteur dans le bas-ventre, et des douleurs sourdes dans la région lombaire. En même temps, elle s'aperçut qu'elle avait une tumeur du volume d'un œuf de pigeon dans le côté gauche du ventre.

En 1878, poussée de péritonite (météorisme, douleurs, vomissements bilieux).

En juin 1881, le ventre grossit, et des douleurs assez vives éclatèrent dans le côté gauche ; quelques troubles de la miction.

En décembre 1882, le volume du ventre était si considérable qu'un médecin, consulté, fit une ponction, qui donna 12 litres de liquide citrin, pas filant mais visqueux.

Le 1er mai 1883, deuxième ponction qui donna encore 12 litres de liquide.

Le 20 juin, troisième ponction, 20 litres de liquide.

Jusqu'au mois d'octobre on en fit trois autres, qui donnèrent toujours 20 litres de liquide.

A cette époque, la malade remarqua que ses jambes et ses pieds enflaient, et elle se décida à entrer à l'hôpital dans le service de M. le Dr Terrier.

Examen actuel.— Ventre très développé, un peu aplati, évasé latéralement, un peu saillant cependant dans la région sous-ombilicale. Œdème des parois abdominales. Réseau veineux assez développé. Ombilic déplissé. Matité presque partout. On ne trouve de sonorité que dans une petite zone concave en haut au niveau de la région épigastrique et de la partie interne des hypocondres ; sensation de flot dans toute l'étendue du ventre.

Circonférence à l'ombilic, 1ᵐ,12. De l'ombilic à l'appendice xiphoïde, 0ᵐ,245 ; de l'ombilic au pubis, 0ᵐ,275 ; au toucher vaginal rien de saillant. Col a sa situation normale, peu mobile ; utérus mobile.

Œdème des membres inférieurs. Dyspnée lorsque la malade est couchée ; quelques râles sous-crépitants aux bases. Rien au cœur.

Face pâle, traits tirés, malade amaigrie. Quelquefois le soir un accès de fièvre véritable, avec frisson, chaleur, sueur.

L'ovariotomie est faite par le Dʳ Terrier, le 11 décembre.

Quinze litres de liquide ascitique évacués par l'incision. Tumeur de l'ovaire gauche du volume d'un gros rein, adhérente à l'épiploon. Pédicule du côté du ligament large. Tumeur adhère un peu à la vessie.

Suture de la paroi ; pansement de Lister.

Examen de la pièce.— Tumeur pèse 275 gram., à peu près ferme et du volume d'un gros rein. Surface un peu lobulée ; nombreux tractus fibreux qui circonscrivent des aréoles assez superficielles. Capsule adhérente, pouvant se détacher sous forme d'une lame mince, presque cellulaire et transparente, parcourue par ces tractus fibreux. Sur une des faces de la tumeur, de nombreux extravasats sanguins, les uns rougeâtres, les autres noirs ; coloration générale chair de saumon. Quelques tractus fibreux se distinguent par leur teinte un peu grisâtre.

Cette tumeur peut se séparer en deux lobes ; au centre du plus grand, une masse d'un blanc de porcelaine, un peu teintée de jaune par places, facilement séparables avec l'ongle du reste du néoplasme. Il laisse exsuder un liquide transparent, incolore, à la surface de la coupe.

L'examen histologique, fait par M. Malassez, a montré qu'il s'agissait d'un fibromyome.

La malade se remit rapidement, malgré quelques accidents qu'elle eut vers le douzième jour. Dans les premiers jours de janvier, elle quitte l'hôpital complètement guérie.

OBSERVATION V.

Tumeur fibreuse de l'ovaire, par ZIEMBECKI, interne des Hôpitaux (Extraite des *Bulletins de la Société anatomique*, 1874).

Il s'agit dans ce cas d'une jeune fille de 22 ans, mal réglée, n'ayant jamais été enceinte, ni fait de fausse couche. Depuis plusieurs mois, elle s'était aperçue de la présence d'une tumeur abdominale et commençait à souffrir d'œdème aux jambes. M. Nicaise, qui la soignait à cette époque, avait constaté que la tumeur était mobile et flottante dans la cavité péritonéale.

Le toucher vaginal ne donnait aucune indication sur ce point, et il semblait que la tumeur faisait partie de l'utérus. L'ascite faisant de grands progrès, on dut faire une première ponction qui donna issue à 12 litres de liquide. Celui-ci se reproduisit si rapidement qu'on dut ponctionner de nouveau. Cette fois, il y eut 14 litres du même liquide. A partir de ce moment, la malade commença à maigrir ; le dépérissement fit des progrès rapides, et elle succomba.

L'autopsie montre une tumeur ovoïde du volume d'une tête d'enfant, exactement formée aux dépens de l'ovaire droit, sans aucune adhérence avec les organes voisins, ni avec les parois abdominales. Cette tumeur est absolument solide, d'une consistance ferme et homo·gène, moins dure pourtant qu'un myome. On ne constate, ni à la surface ni à l'intérieur, aucune cavité kystique. Les ganglions voisins n'offrent pas la moindre altération.

Ziembecki insiste sur la difficulté, pendant la vie, de reconnaître si cette tumeur était ou n'était pas adhérente à l'utérus. Si l'on avait été certain de l'absence d'adhérences, ce cas aurait été favorable pour l'ovariotomie.

OBSERVATION VI.

Fibrome de l'ovaire gauche, par SPIEGELBERG (Extraite du *Monatsschrift f. Geburtsk.* 1866, tom. XXVIII).

Mme S..., âgée de 37 ans, a eu deux enfants. Après la seconde couche, augmentation rapide du ventre. Règles cessent. Troubles digestifs. Perte des forces. Marche pénible; dyspnée ; aggravation lente mais continue.

Examinée cinq ans après le début des accidents, elle présente un ventre saillant en haut et à gauche ; 1^m,52 de circonférence à l'ombilic. Parois très tendues ; veines apparentes ; un peu d'œdème.

Au palper, on sent une tumeur élastique, plane, à bords découpés, assez mobile ; un peu d'ascite : on sent la fluctuation dans la partie déclive.

Au toucher, rectocèle ; utérus remonté et en antéversion ; tumeur accessible dans l'étendue de presque tout l'abdomen et jusque sous la clavicule gauche. Rien à l'auscultation.

État général qui avait été assez bon jusque-là s'aggrave; douleurs, insomnies, anorexie, amaigrissement, toux, dyspnée. Beaucoup d'ascite. On fait deux ponctions ; il sort de la sérosité et du sang. Morte d'épuisement quelques jours après.

Autopsie. — Tumeur fibreuse de 60 livres, longue de 51 centim., large de 46 centim., épaisse de 23 centim., adhérente dans le petit bassin, très vasculaire ; les vaisseaux sont quelquefois assez gros (comme une plume d'oie) ; quelques-uns cheminent librement sur les parois au niveau de l'ombilic. L'utérus est porté très haut et attire la paroi antérieure du vagin. Le corps de l'utérus est normal, mais le col mesure 14 centim. d'étendue. Les organes sont comprimés dans l'abdomen, et les intestins refoulés. La tumeur est constituée *par un fibrome* aréolaire pur.

OBSERVATION VII.

(Recueillie par M. FIOUPE, interne du service de M. PÉAN).
Tumeur solide de l'ovaire ; Phtisie. — Mort.

Wilnet, Julia, 21 ans, domestique, entra à l'hôpital Saint-Louis le 15 mars 1873, service de M. Péan. Pas d'antécédents tuberculeux ni chez elle ni chez ses ascendants. Réglée à 16 ans, menstruation régulière, pas de grossesse. Vers le mois de mars 1872, une grosseur apparut dans le côté gauche de l'abdomen, les règles se supprimèrent, et elle commença à tousser. Dix mois après, la tumeur prit un accroissement rapide et détermina une péritonite suraiguë qui céda au traitement.

A son entrée, on constate : État général mauvais, amaigrissement.

Léger œdème des membres inférieurs. Ventre volumineux; peau tendue, arborisation veineuse, ombilic proéminent. A la palpation, tumeur d'un volume considérable, mobile, non fluctuante, dure, sans bosselures, ovoïde, à grosse extrémité supérieure, se perdant dans la direction du bassin. La tumeur flotte dans un liquide ascitique très abondant. Par le toucher vaginal, on sent la tumeur dans les culs-de-sac postérieur et antérieur. Col de l'utérus normal.

Les poumons sont atteints de tuberculose. L'état de la malade n'étant pas trop mauvais, M. Péan pensait à l'opération quand une poussée inflammatoire éclate du côté du poumon ; l'œdème des membres inférieurs augmente ; l'ascite prend de telles proportions qu'une ponction est faite. Mais la malade meurt le 14 mai.

Autopsie. — Tumeur d'un blanc grisâtre, solide, d'un gros volume ; aucune adhérence avec l'utérus et avec l'ovaire et la trompe du côté droit. Surface lisse, de coloration rosée, offre par places des plaques d'un blanc jaunâtre. A la partie postérieure, quelques lobes offrent plus de relief. Dimensions : 34 centim. dans le grand diamètre et 24 centim. dans le petit diamètre. Des adhérences fibro-vasculaires la rattachent avec le côlon transverse, l'intestin grêle, le mésentère, le petit bassin, la paroi antérieure de l'abdomen et l'épiploon. Le ligament large est hypertrophié, la trompe entoure une grande partie de la tumeur et mesure 19 centim. A la coupe, on trouve un tissu fibreux ; dans certains points, le tissu fibreux, très vasculaire, est mélangé de sang infiltré. Fibres très minces.

Poumons et plèvre ont les altérations de la tuberculose pulmonaire.

OBSERVATION VIII.

(Dr MARTIN ; *Lying*, in *Hospital Melbourne*. — *Obstetrical Transactions*, vol. XII.

En juillet 1869, une jeune fille de 23 ans entre au Lying in hospital. Depuis quelque temps, elle a vu son ventre augmenter de volume et ses règles cesser sans qu'il y ait possibilité de grossesse. Après une consultation avec mes Collègues, il est décidé qu'il existe une tumeur solide dans l'abdomen, mais vu son peu de mobilité il n'y a pas lieu d'intervenir par une opération. Cependant, la malade est suivie assidûment. La tumeur augmente beaucoup et assez rapidement. Il se produit de l'ascite, et l'état général devient de plus en plus mauvais.

L'opération est alors jugée nécessaire et exécutée le 16 novembre 1869. Ovariotomie. Grande quantité de liquide ascitique. Peu d'adhérences. Grosse tumeur ovarienne, ayant l'aspect d'une tumeur fibreuse. Pédicule épais, étroit, long de deux pouces. Poids de huit livres. La guérison se fait progressivement. Depuis lors, la menstruation a reparu et la santé est excellente.

OBSERVATION IX.

(Spencer WELLS ; Diseases of the ovaries. Londres, 1872).
Tumeurs fibreuses ; Grossesse ; Ovariotomie. — Guérison.

X..., mariée, 29 ans ; a un enfant ; bien portante, bien réglée; depuis trois mois, les règles ont cessé. Mais depuis un an la malade a remarqué que son ventre augmentait de volume et a ressenti de la douleur dans le côté droit. Abdomen très tendu. Fluctuation nette ; son clair en haut, son mat à la région lombaire, quand la malade est sur le dos. Utérus normal, col mobile et mou. Urine claire, acide, non albumineuse. État général bon. Il y a un an, la malade crut à une grossesse, mais ses règles revinrent, et au huitième mois la tumeur n'était pas plus grosse qu'au troisième.

Le mois dernier, augmentation rapide du volume du ventre, et, bien qu'on eût découvert une grossesse au quatrième mois, on trouve nécessaire de faire une ponction qui donna plusieurs litres de liquide. Après la ponction, on sentit dans la région iliaque droite une tumeur dure, mobile.

10 mars. Ovariotomie. Plusieurs litres de liquide jaune clair. A droite, tumeur dure séparée de la trompe par le ligament large. Utérus volumineux.

27 mai. La malade accouche d'un enfant peu volumineux, après un travail rapide. Guérison complète.

Tumeur constituée par tissu fibreux blanc, infiltré par places d'un liquide épais transparent. Vers la partie supérieure, grande cavité irrégulière remplie par un caillot sanguin. Pédicule long d'un pouce et demi formé par le péritoine. Mensuration : 6 pouces et demi dans son plus grand diamètre et 3 pouces et demi dans le plus petit.

OBSERVATION X.

Nicaise; Tumeur fibreuse de l'ovaire gauche avec quelques petits kystes, 1881
(*Mém. Soc. de Chir.*)

Femme de 54 ans, journalière, réglée à 14 ans ; règles régulières mais abondantes et parfois douloureuses. Trois enfants : le dernier, il y a vingt-cinq ans. Ménopause à 46 ans.

En 1868, cette personne s'aperçut par hasard qu'elle avait dans le ventre une tumeur mobile, du volume d'une pomme, au-dessus du pubis et indolente jusqu'en 1879 ; elle ne s'en inquiéta pas. Il y a deux ans, elle eut quelques coliques et trouva que sa tumeur avait grossi ; malgré cela, elle put travailler jusqu'en l'année 1881.

Mais, à partir de ce moment, elle éprouva des douleurs très fortes allant jusqu'à la syncope. Amaigrissement.

En mars, augmentation du volume du ventre, œdème des membres inférieurs ; marche impossible.

La malade entre à l'hôpital Laënnec.

10 mars. Ponction qui amène 15 litres de liquide citrin, transparent, fluide. A la suite, douleurs dans le ventre; nausées violentes.

Au bout de quelques jours, les douleurs avaient disparu ; l'ascite s'était reproduite en partie ; nous pûmes constater une tumeur très dure, mobile, ballottante dans le sens vertical et transversal. Utérus petit, mobile, col sain ; tumeur paraissant indépendante.

Opération, 8 juillet. La tumeur fut facilement énucléée. C'était une tumeur de l'ovaire gauche. Guérison.

Tumeur pesant 1ᵏ,200 présente quelques petits kystes près du pédicule ; mais la plus grande partie de la masse est constituée par tumeur fibreuse, homogène, dure, présentant partout en quelques points un commencement de dégénérescence muqueuse.

On a affaire à un fibrome à tendance à la dégénérescence en fibrosarcome.

OBSERVATION XI.

NICAISE; Tumeur fibreuse de l'ovaire droit avec petits kystes ; Ascite ; Anasarque;
Érysipèle phlegmoneux. — Mort (*Mém. Soc. de Chir.*).

En juillet 1854, à la Charité, on reçoit une jeune femme de 22 ans
atteinte d'ascite avec tumeur abdominale, mobile et ballottante. Réglée à 16 ans, règles irrégulières. Pas de métrorrhagies. Souffre depuis
deux ans ; augmentation du volume du ventre; œdème des membres inférieurs.

Le 24 avril, ponction pour l'ascite. Quelque temps après, urines
deviennent rares. Ascite se reproduit. Il se développe un érysipèle
gangréneux dans les membres inférieurs, et la malade mourut.

Autopsie. — Tumeur dure de l'ovaire droit, volume d'une tête
d'enfant ; solide, apparence fibreuse, avec six ou sept petits kystes à
sa face interne. Tumeur fut reconnue comme étant un fibrome avec
tendance à dégénérer en fibro-sarcome.

OBSERVATION XII.

Fibrome douloureux de l'ovaire ; Ovariotomie. — Guérison, par le Dr J. RENDU
(*Lyon médical*, 1886).

Mme S. C..., 32 ans, religieuse, entre à l'infirmerie Saint-Léon, le
14 octobre 1885.

Bien réglée jusqu'à 32 ans. A ce moment, elle perdit tous les quinze
jours abondamment. Depuis mars 1884, la menstruation fut plus
régulière, mais dans l'intervalle il survint une leucorrhée persistante.
La malade fait remonter le début de ses douleurs en mars dernier ;
il y a sept mois environ. La douleur, très limitée, siège au-dessus et
à gauche de la symphyse pubienne.

Malade obligée de garder le lit, et la seule position bonne est d'être
couchée à plat ventre ; marche très pénible.

Depuis ce temps, constipation ; selles et miction douloureuses.

État général bon ; ni albumine ni sucre dans les urines.

Examen local. — Hymen intact ; col vaginal incliné à droite par une
tumeur dure que l'on voit dans le cul-de-sac postérieur latéral gauche.
Utérus pas adhérent à la tumeur ; tumeur dure, lisse, glissante et

déplaçable ; très douloureuse à la pression ; à peu près du volume
d'un gros œuf de poule. Le toucher rectal ne donne aucun renseignement nouveau. Opération le 24 octobre. On trouve une tumeur dure,
arrondie, libre de toute adhérence. Pédicule constitué par aileron
postérieur du ligament large. Volume et forme d'une poire ; blanche
ferme, résistante, ne renfermant aucune loge ou cavité et ayant tout
à fait l'aspect d'une tumeur fibreuse.

OBSERVATION XIII.

Fibromyome de l'ovaire, par M. Dagros, interne des Hôpitaux (*Bulletin de la
Société anatomique*, 1887).

C. R..., âgée de 24 ans. Aucun antécédent héréditaire. Bien réglée,
n'a jamais eu d'enfant.

En 1879, elle remarqua que son ventre grossissait ; elle consulta
plusieurs médecins qui conseillèrent l'intervention chirurgicale; mais
la malade, ne souffrant pas, préféra attendre. En 1880, elle commença
à souffrir de douleurs vagues dans les reins ; depuis lors elle maigrit
périodiquement, puis se cachectisa rapidement. En décembre 1887,
elle entre à l'hôpital Saint-Louis. Elle présente alors l'aspect d'une
cancéreuse à la dernière période de cachexie. A la palpation, on constate la présence d'une grande quantité de liquide dans la cavité
péritonéale. En déprimant un peu fortement, on sent de chaque côté
une masse dure mobile. Examen du ventre pas douloureux. Toucher
n'indique rien. Utérus mobile ; culs-de-sac vaginaux libres ; un peu
de cystocèle. Pas d'œdème des jambes.

Le lendemain de son entrée, avec l'appareil Potain on retire 7 litres
de liquide séreux. Après la ponction, on reconnaît la présence d'une
tumeur dure, volumineuse, assez régulière, mais présentant sur sa
surface des inégalités. Quelques jours après la ponction, l'état général
étant un peu remonté, on décide la laparotomie, qui est faite le
19 décembre.

La tumeur adhérait par sa partie supérieure et postérieure à l'épiploon en plusieurs endroits; 14 ligatures au catgut furent nécessaires.
Pédicule assez allongé. Tumeur assez régulière, de consistance
squirrheuse, pesant 10 kilogr. 1/2.

A la section, le tissu de la tumeur crie sous le scalpel ; coloration
blanchâtre, très peu vasculaire. L'ovaire n'ayant pas été retrouvé, on

se demande si la tumeur ne s'est pas développée aux dépens du tissu de cet organe. A l'examen microscopique, on a trouvé que la tumeur était formée de tissu fibreux avec une grande quantité de fibres cellules. C'est un fibromyome. Malgré l'ascite qui est presque toujours symptomatique des fibromes ovariens et les autres phénomènes observés, Lucas-Championnière n'ose se prononcer sur la provenance de la tumeur.

OBSERVATION XIV.

Recueillie par C. BARON, chef de Clinique à la Charité (*Arch. gén. de Méd.*).

22 novembre 1841. Une femme de 70 ans, entra à l'hôpital de la Charité, salle Sainte-Anne, service de M. le professeur Fouquier.

Après avoir fait une chute, il y a dix ans, elle s'aperçut que son ventre grossissait graduellement. Douleurs abdominales, vomissements glaireux, dyspnée et diarrhée. Lombes un peu enflés ; sur la fin volume énorme du ventre rend mouvements impossibles. La malade fut obligée de garder le lit. Elle entre dans cet état à l'hôpital, demandant à être débarrassée de cette tumeur. État général mauvais, ventre énorme, 1^m,45 de circonférence. Paroi tendue. Fluctuation superficielle déterminée par une couche mince de liquide immédiatement sous-jacente à la paroi abdominale. Énorme tumeur dure, bosselée, remplissant toute la cavité ; peu douloureuse à la pression. Les forces se dépriment graduellement, et la malade meurt le lendemain de son entrée.

Autopsie. — Tumeur développée sur l'ovaire droit, ligament pas hypertrophié. Surface extérieure de la tumeur lisse grise blanche, par places d'un jaune clair un peu verdâtre ; vaisseaux s'y dessinent; quelques bosselures. Poids 15 kilogr. La circonférence horizontale est de 92 centim., la circonférence verticale est de 89 centim. A la coupe, tumeur formée par un tissu fibreux très dense avec fibres très serrées; quelques veines parcourent la tumeur. Près de sa superficie quelques petites loges remplies d'un liquide limpide.

OBSERVATION XV.

Sur une tumeur volumineuse de l'ovaire, lue à l'Académie royale de Médecine,
par L. Caillot, de Mulhausen (*Arch. gén. de Méd.*).

Catherine Schaub, d'Exhenviller (Bas-Rhin), fille de mœurs irré-
prochables, avait joui jusqu'à 25 ans d'une parfaite santé. Elle reçut
alors un coup sur l'abdomen; les règles, qu'elle avait en ce moment,
disparurent et ne reparurent pas d'un an. A partir de ce moment, dans
la région inférieure à droite du bas-ventre, une tumeur commença à
se développer lentement ; douleurs sourdes et faiblesses dans les
jambes. Les menstrues reparurent au bout d'un an malgré les
progrès de la tumeur, et elles furent régulières sauf dans les derniers
mois. Toutes les autres fonctions s'étaient bien effectuées aussi
jusqu'à ce moment. Cette tumeur si volumineuse à cette époque,
lorsqu'elle n'était pas soutenue, courbait le tronc en avant et exerçait
des tiraillements si douloureux que la malade fut obligée d'avoir
toujours devant elle une table échancrée sur laquelle reposait son
ventre. Il y a un an, elle fut obligée de garder le lit et forcée de se
tenir assise, un peu inclinée du côté gauche, le ventre fortement
comprimé par une large ceinture.

Donc, depuis trois mois, l'état général devint très mauvais ; l'appétit
cessa ; il y eut nausées, vomissements, diarrhée, et la malade succomba
dans le marasme le 21 août 1823, à l'âge de 42 ans. Durée : 17 ans.

Autopsie. — Tumeur énorme sur l'ovaire droit, remplissant toute
la cavité abdominale. Masse sphéroïdale ; surface lisse et bosselée.
Poids : 56 livres. Consistance presque cartilagineuse. Substance
homogène, formée de fibres très denses. Vers son centre, moins de
densité en quelques endroits ; trois points assez mous remplis de
matière pulpeuse blanchâtre ressemblant à de la matière cérébrale.
Point de vaisseaux sanguins à l'intérieur.

CHAPITRE IV.

Symptomatologie.

La symptomatologie des tumeurs fibreuses de l'ovaire est, à peu de chose près, la mê ne que celle de toutes les tumeurs solides de cet organe ; aussi allons-nous faire une étude analytique de tous les symptômes et de tous les signes communs aux tumeurs solides ovariennes. Leur marche, leur durée, leur terminaison, leur anatomie pathologique, nous permettront plus tard de les distinguer et d'établir les bases d'un bon diagnostic.

Pour rendre notre étude plus claire et plus précise, nous distinguerons deux périodes dans l'évolution de ces tumeurs.

Première période. — La tumeur passe inaperçue, c'est-à-dire qu'elle est encore d'un volume trop insignifiant pour pouvoir être sentie par la palpation, et ne traduit sa présence que par des phénomènes de congestion et d'inflammation de l'ovaire.

Seconde période. — La tumeur a pris un certain volume qui peut varier à l'infini ; dans ce cas, elle attire l'attention du médecin par les troubles fonctionnels qu'elle détermine et par les signes physiques qu'elle offre aux divers examens.

Etudions en détail ces deux périodes. Dans la première, aucun symptôme bien significatif qui nous révèle le début d'une tumeur.

Deux phénomènes principaux à signaler : douleur et troubles menstruels.

La douleur est celle que nous rencontrons dans beaucoup d'affections des annexes de l'utérus, telles que : ovarite, salpingite, etc..., sensation de pesanteur et de tiraillement dans le bas-ventre, exagérée par la palpation et le mouvement ; par moments, élancements qui s'irradient dans les reins, les aines et les membres inférieurs. Ces douleurs se localisent quelquefois dans l'aine et le pubis et sont souvent paroxystiques, ce qui permet à la malade de prendre un peu de repos dans l'intervalle.

La palpation est fort douloureuse. Un fait important à noter : on a remarqué, en comparant les douleurs provoquées par les différentes espèces de tumeurs, que plus la tumeur est maligne plus les douleurs sont vives et les phénomènes accentués.

Bien souvent, quand il s'est agi de tumeurs fibreuses simples, les débuts ont paru complètement inaperçus ; nous en trouvons un exemple bien frappant dans le cas de Nicaise, que nous avons emprunté aux *Mémoires de la Société de Chirurgie* ; il nous dit que la femme s'aperçut un jour par hasard qu'elle avait dans le ventre une tumeur dure du volume d'une pomme environ.

Le toucher vaginal ne donne que des renseignements peu précis ; il révèle simplement l'existence d'une inflammation dans l'ovaire et dans son voisinage.

Quant au toucher rectal, il est plus précieux. Par ce moyen, on peut arriver à toucher l'ovaire, qui a été abaissé par son propre poids dans le cul-de-sac rétro-utérin, et on peut sentir s'il a changé de consistance, de volume, de forme, etc.

Dans cette période, les troubles menstruels ne sont pas constants, mais se rencontrent assez souvent. A plusieurs reprises, nous avons trouvé la menstruation soumise aux irrégularités les plus diverses. Les règles sont tantôt plus fréquentes et plus abondantes, tantôt se suppriment pour reparaître au bout de quelques mois.

Nous verrons plus tard ces troubles s'accentuer avec le développement de la tumeur. La dysménorrhée est fréquente ; enfin les femmes deviennent souvent chlorotiques.

On peut déjà, à cette période, observer quelques troubles fonctionnels, portant sur la miction et surtout sur la défécation, qui est parfois douloureuse et presque toujours irrégulière.

Dans la seconde période, l'ovaire, envahi par la tumeur, s'est développé davantage et peut être senti par la palpation abdominale. Apparaît alors le développement du ventre, qui peut tenir à l'augmentation de la tumeur elle-même, ou à l'ascite qu'elle provoque, nous pouvons dire, toujours. Elle existait en effet dans toutes les observations recueillies. A ce moment, le médecin a à sa disposition plusieurs moyens d'exploration.

Pour être aussi clair que possible dans notre étude, nous allons passer en revue ces différents moyens et voir quels sont les signes qu'ils nous offrent. Nous examinerons ensuite les symptômes généraux de ces tumeurs et les troubles qu'ils occasionnent à l'organisme tout entier.

Inspection. — L'ascite symptomatique est, en général, assez développée, et le ventre assez rempli de liquide et assez tendu pour nous empêcher de percevoir une tumeur sous la paroi abdominale. Très rarement, il y a peu d'épanchement, et la tumeur est assez volumineuse pour déformer l'un ou l'autre côté de l'abdomen. Dans ces conditions, on peut apercevoir une tuméfaction anormale d'un côté de la ligne médiane, tuméfaction que la malade peut facilement déplacer en changeant de position. Les parois abdominales sont très tendues, comme dans toutes les ascites, et la circulation veineuse exagérée. La dépression de l'ombilic est diminuée, et il peut même devenir saillant dans les cas de tumeur volumineuse. Rarement, il y a de l'œdème de la paroi abdominale.

Mensuration. — La mensuration nous fournit souvent un signe précieux pour établir un diagnostic. L'augmentation de la circonférence abdominale est plus considérable du côté de l'implantation de la tumeur; tous les autres diamètres sont augmentés comme dans toutes les tumeurs de l'abdomen.

Palpation. — Quelquefois, le ventre est tellement distendu
qu'il est impossible de sentir nettement la tumeur; une paracentèse préalable permettra au chirurgien de pratiquer le palper avec
fruit. Il est nécessaire, en effet, de pratiquer un palper profond
pour pouvoir bien examiner la tumeur et ses rapports avec les
organes voisins.

Dans l'abdomen, ces néoplasmes n'occupent pas toujours la
même situation. Nous pouvons les trouver, soit à côté de l'utérus,
s'ils ne sont pas encore d'un trop grand volume, soit dans la
fosse iliaque correspondante, soit enfin dans la cavité abdominale, qu'ils peuvent remplir complètement en refoulant tous les
intestins, comme nous le voyons dans l'observation de Spiegelberg n° VI.

Leur forme est généralement arrondie. On a prétendu que
l'ovaire, quelque volume qu'il prît, gardait toujours sa forme pri-
mitive ; nous ne pouvons être aussi affirmatif, ayant trouvé, dans
le cours de notre étude, plusieurs tumeurs de différentes formes (ovale, pyriforme, ronde). En général, cependant, elles
restent arrondies ; à leur surface, on remarque plus ou moins de
bosselures.

Leur volume, par exemple, varie à l'infini ; il est rare de trouver de si grandes différences dans des tumeurs de même espèce.
Le plus gros fibrome que nous ayons cité dans nos observations
a atteint le poids énorme de 60 livres ; nous pouvons juger quel
devait être son volume. Nous en avons trouvé souvent de la grosseur d'un œuf de poule ; comme moyenne, on peut dire que cela
varie entre la grosseur d'une orange et celle d'une tête d'adulte.
Quand le néoplasme atteint de grandes dimensions, il forme des
adhérences avec les parois abdominales.

La tumeur fibreuse a une grande consistance ; par le palper,
il est souvent difficile de s'en rendre bien compte, et l'on ne
doit pas trop vite affirmer que l'on a sous la main un tissu
dur. A cause de l'épaisseur des parois et du liquide ascitique,

une tumeur qui est très riche en parties liquides peut passer
pour être massive. A la palpation d'une tumeur fibreuse, on a
toujours la sensation d'un corps absolument solide.

Toutes les tumeurs fibreuses de l'ovaire sont mobiles, dans
quelque phase de leur développement qu'elles soient. Leur pédicule est généralement assez long, et ce n'est que lorsqu'il est
court que la tumeur devient plus fixe, ou en tout cas n'a qu'une
mobilité relative. Mais ce cas est excessivement rare, et il est
toujours aisé, on peut dire, de déplacer avec les mains la tumeur
dans tous les sens, de la faire ballotter. Quand elles ont un
grand volume, malgré les rares adhérences qu'elles peuvent
former avec les parois abdominales, certains mouvements sont
toujours possibles. On sent alors sous la main un léger frottement. Ainsi donc ces fibromes ne sont jamais complètement
fixes.

Dans notre première observation et dans bien d'autres, nous
trouvons des adhérences avec l'épiploon, qui n'empêchaient
pas une grande mobilité. La tumeur de 60 livres, que nous
avons déjà citée, était aussi mobile. La présence de l'ascite est
d'ailleurs fort favorable à la production de ces mouvements ;
la tumeur flotte dans le liquide, d'où le ballottement dont nous
avons déjà parlé.

A la palpation, la tumeur fibreuse est rarement douloureuse ;
elle peut le devenir cependant beaucoup sous la pression des
mains, comme elle l'est aussi spontanément ou au moindre mouvement de la malade. Dans tous les cas rapportés dans le chapitre précédent, nous avons trouvé deux fois des tumeurs fibreuses très douloureuses (Obs. xii et xiv). La nature de ces
douleurs est difficile à trouver, nous devons avoir affaire à des
douleurs dans l'aine provenant d'une compression nerveuse. On
ne trouve jamais de ganglions volumineux et engorgés dans les
tumeurs fibreuses. Après avoir palpé un des côtés de l'abdomen,
il est prudent de palper l'autre ; on a vu des cas où les deux

ovaires étaient atteints tous les deux en même temps de fibromes.

Percussion. — Ce moyen ne donne que des indications peu importantes ; il nous permet néanmoins de constater l'étendue de la tumeur, la présence de l'ascite et la situation des intestins situés dans les flancs ou à la partie supérieure de l'abdomen ; partout où il y a une partie solide ou du liquide, nous trouvons une matité absolue. La percussion brusque peut être employée pour produire la sensation de flot, et le choc de la tumeur, qui, fort mobile, peut être renvoyé d'une main à l'autre, les deux mains placées de chaque côté de l'abdomen.

Auscultation. — Il faut toujours avoir recours à ce mode d'exploration qui nous révèle : 1º un bruit double dû aux battements de l'aorte, et facilement propagé à l'oreille grâce à la solidité de ces tumeurs ; 2º un souffle vasculaire ressemblant au souffle utéro-placentaire, et lié probablement à la compression de gros vaisseaux iliaques et hypogastriques ; 3º On peut entendre encore quelquefois des frottements, quand il y a de fortes adhérences.

Il ne nous reste plus qu'à passer en revue deux moyens d'exploration, qui nous donnent des renseignements peu précis, quand la tumeur a acquis un certain volume et qu'elle s'est logée dans la cavité abdominale.

1ᵉ *Toucher vaginal.* — Quand le fibrome est volumineux et l'ascite abondante, le toucher vaginal est à peine possible, et l'introduction du doigt présente de très grandes difficultés. Nous en citons un exemple frappant dans notre première observation, où l'utérus, la vessie, les parois vaginales, tout en un mot était tellement refoulé que l'entrée du vagin était oblitérée. Lorsque la tumeur est de moyenne grosseur et qu'elle siège dans le bassin, le doigt ne peut arriver jusqu'à elle par le vagin, mais le toucher peut nous renseigner sur l'état et la position de l'utérus et sur

ses rapports avec le néoplasme. Le col de l'utérus est dévié et
situé du côté opposé à la tumeur, le corps au contraire se trouve
du même côté et se rapproche d'elle. L'utérus lui-même est remonté et attiré en haut, mais son volume ne change pas. On peut
aussi apprécier sa mobilité. En combinant le palper et le toucher
vaginal, on peut étudier ses rapports avec la tumeur ; la plupart
du temps, le col reste immobile malgré les déplacements que la
tumeur peut subir dans le ventre, et les mouvements ne sont pas
transmis à l'utérus, ce qui prouve l'indépendance de cet organe
et du néoplasme. Il peut arriver quelquefois que l'on sente un
petit mouvement, quand, par exemple, nous avons affaire à un
pédicule très court ; mais il est facile dans un pareil cas de reconnaître, au degré de mouvement, si la tumeur fait corps avec
l'utérus.

2° *Toucher rectal.* — Dans la plupart des cas, ce moyen n'est
d'aucune utilité pratique ; la tumeur, ayant son siège assez haut,
ne peut, en général, être atteinte par le doigt comme dans le toucher vaginal. Malgré cela, il est bon de toujours pratiquer ce
toucher ; les rares fois que l'on peut atteindre la tumeur, on peut
acquérir des données importantes sur ses rapports.

Il existe encore un dernier mode d'exploration que l'on ne
néglige que trop souvent, et qui vient renforcer les renseignements que nous donne le toucher vaginal : nous voulons parler
du cathétérisme utérin.

Les mouvements qui pourraient être transmis à la matrice par
la tumeur ovarienne seront bien plus faciles à constater si nous
introduisons une sonde dans sa cavité, et nous pourrons aussi
plus facilement déterminer s'il existe quelque déplacement de
l'utérus.

Quels sont maintenant les troubles fonctionnels qu'occasionnent ces néoplasmes, quand ils sont arrivés à un grand développement ?

En premier lieu, plaçons les douleurs qui n'ont plus les mêmes caractères que celles que nous avons étudiées dans la première période.

Elles sont produites par la compression directe de tous les nombreux plexus nerveux de cette région. Nous avons affaire alors à de véritables névralgies paroxystiques, qui sont très pénibles à supporter et arrachent souvent des cris aux patientes. Les malades ne peuvent pas toujours garder le décubitus dorsal, et certaines attitudes les soulagent singulièrement. Dans l'Obs. xii, nous voyons que notre malade était obligée de se coucher à plat ventre pour éprouver quelque soulagement, autrement elle avait des douleurs atroces au-dessus et à gauche de la symphyse pubienne. Contrairement à ce qui se passe pour les tumeurs malignes solides, le néoplasme lui-même n'est pas le siège d'élancements ni de brûlures profondes, ressemblant à des douleurs péritonéales et s'accompagnant de fièvre, vomissements, etc. La femme n'éprouve quelquefois qu'un peu de pesanteur vers les aines et les lombes. Le plus souvent, la tumeur est indolore, surtout quand il y a assez d'ascite et que la tumeur est relativement libre dans la cavité abdominale.

Les malades éprouvent aussi d'autres douleurs bien pénibles ; ce sont les irradiations douloureuses dans la jambe accompagnées de fourmillements, ressemblant fort à une douleur sciatique et provenant d'une compression de ce nerf.

D'autres fois, le volume de la tumeur est tel qu'il en résulte une gêne considérable dans la marche et dans la station debout, et la femme est obligée de se mettre une ceinture pour soutenir son abdomen, ou de garder le lit.

Ascite. — C'est un phénomène constant dans les tumeurs fibreuses de l'ovaire. Dans toutes les observations que nous avons citées, nous avons constaté sa présence. La quantité de liquide est excessivement variable.

A quelle époque de l'évolution de ces tumeurs l'ascite commence-t-elle à se développer ? Il est difficile de répondre exactement à cette question ; nous pouvons dire cependant qu'elle apparaît dès le début. En effet, dans toutes nos recherches, quelque volume qu'ait eu la tumeur, ou à quelque moment de son évolution que nous l'ayons trouvée, nous avons rencontré de l'ascite. Une autre question, aussi difficile à résoudre, se pose tout naturellement : A quoi faut-il attribuer sa formation ? Ce n'est pas :

1° A une péritonite chronique ; nous savons en effet que l'inflammation du péritoine produit de l'ascite, mais bien souvent nous avons trouvé à l'autopsie un épanchement de liquide, quand il n'y avait aucune trace de péritonite ;

2° A une gène dans la circulation ou à une compression des veines, puisque souvent le volume de la tumeur est trop petit pour être mis en cause.

Nous nous rangeons volontiers à l'opinion de M. Hartmann, qui considère l'ascite comme le résultat de la réaction du péritoine irrité par la présence du néoplasme ovarien. Il subit alors certaines modifications et laisse suinter à sa surface une certaine quantité de liquide.

Jusqu'à maintenant les chirurgiens ont considéré l'ascite comme un phénomène peu favorable, et indiquant le plus souvent une tumeur maligne.

Il est vrai que les tumeurs ovariennes malignes sont toujours accompagnées de beaucoup d'ascite ; malgré cela, dans le cours de notre étude, nous avons retrouvé du liquide ascitique épanché en grande quantité dans bon nombre de cas très bénins ; aussi nous permettrons-nous d'affirmer que ce n'est pas un symptôme défavorable. En général, trouve-t-on peut-être en plus grande quantité l'ascite dans les tumeurs malignes, mais les faits à l'appui de cette opinion ne sont pas assez nets pour oser la soutenir.

La nature du liquide peut varier ; le plus souvent, c'est un liquide albumineux, fibrineux, limpide et assez coloré ; les éléments du sang s'y rencontrent parfois, et on dirait un mélange de bile dans l'eau.

La gêne dans la circulation veineuse produit très souvent de l'œdème de la paroi abdominale et des membres inférieurs ; un membre inférieur est souvent seul atteint, et nous ne voyons l'œdème se généraliser aux deux membres et à tout le bas du corps que lorsque l'état général de la malade vient à s'aggraver, ce qui n'arrive que bien lentement pour les tumeurs fibreuses.

Les fonctions respiratoires sont aussi le siége de plusieurs troubles dans cette seconde période. D'abord, on trouve souvent de la dyspnée, résultant de la distension énorme du ventre ; il y a des malades qui re peuvent plus respirer dans le décubitus dorsal et qui sont obligées de se lever ou de s'asseoir dans leur lit. Cette dyspnée est accompagnée parfois d'une petite toux sèche qui est très persistante et fatigue beaucoup les malades. Ces différents troubles peuvent devenir assez sérieux pour nécessiter une ponction.

On trouve aussi quelquefois des épanchements pleurétiques et péricardiques, que nous attribuons toujours à une gêne circulatoire.

La circulation, en effet, est aussi troublée, et les malades se plaignent de palpitations qui peuvent avoir pour cause la trop grande distension abdominale, ou l'anémie consécutive à tout néoplasme.

Le tube digestif est toujours plus ou moins impressionné. Les digestions sont longues, pénibles ; souvent on observe de la dyspepsie flatulente, ou des vomissements quand l'estomac commence à être comprimé. Le rectum aussi est irrité et peut être comprimé, ce qui rend la défécation difficile, douloureuse, ou produit souvent une constipation opiniâtre.

Plus tard, quand la tumeur a acquis un très grand volume,

l'intestin au niveau de l'S iliaque et même l'intestin grêle peuvent subir une compression si persistante qu'elle arrive jusqu'à l'obstruction. Ce cas très rare a été noté, mais nous devons dire que dans toutes nos recherches nous ne l'avons jamais trouvé.

La vessie, quoique plus raremen attteinte, peut cependant être irritée par le voisinage de la tumeur, et on peut observer un peu de cystite du col, avec des douleurs dans la miction, et du ténesme vésical.

Le néoplasme et l'ascite consécutive peuvent provoquer des accidents de compression très sérieux, en agissant sur le sommet de la vessie. La capacité du réservoir se trouve alors fortement diminuée à cause du refoulement de la vessie ; les mictions deviennent très fréquentes.

La malade de notre Obs. I, que nous avons pu suivre de près pendant notre internat, avait une vessie tellement comprimée qu'il s'était formé un cystocèle énorme ; elle avait refoulé la paroi antérieure du vagin, et son sommet et sa paroi inférieure bouchaient l'entrée du vagin ; le méat urinaire était situé en haut. Pour la sonder, il fallait enfoncer la sonde de haut en bas, contrairement à ce qui se passe d'habitude. La malade urinait à chaque instant et en très faible quantité. On peut observer quelquefois un peu de rétention. Il existe un trouble bien plus grave que nous n'avons jamais trouvé dans nos observations, mais qui peut se produire néanmoins, et qu'il ne faut pas passer sous silence, vu son importance : c'est la compression des uretères, qui subissent alors une dilatation considérable en arrière du néoplasme, et qui ne laissent plus passer l'urine ; d'où l'anurie consécutive et des accidents urémiques qui entraînent rapidement la mort du sujet.

En passant en revue tous les différents troubles fonctionnels auxquels est exposée une malade portant une tumeur ovarienne, nous n'avons pas eu l'intention de faire un tableau clinique effrayant. Chacune de ces complications peut en effet se pro-

duire, c'est pour cela que nous les avons citées ; mais elles sont
bien rares. L'état général des malades est le plus souvent excellent
et reste longtemps satisfaisant malgré le développement énorme
du ventre. Cependant, à la longue, l'organisme finit par s'épuiser ;
toutes les fonctions étant un peu en souffrance, il en résulte un
amaigrissement considérable, et les sujets finissent par devenir
cachectiques, malgré la complète bénignité de la tumeur.

MARCHE. — DURÉE. — TERMINAISON.

La marche des accidents est importante à noter, parce qu'elle
sera pour nous un élément précieux pour poser notre diagnostic.
Le moment exact du début est impossible à trouver. Les tumeurs
bénignes se développent très lentement et peuvent rester longtemps inaperçues ; les premiers phénomènes que nous devons
constater sont des douleurs et des troubles menstruels qui apparaissent avant le développement du ventre ; mais comment pou-
vons-nous savoir que le fibrome n'existait pas avant l'apparition
de ces phénomènes ; ces tumeurs, en effet, peuvent rester longtemps dans un état latent, ne pas être accessibles à la palpation,
et ne donner lieu à aucun accident. Ce n'est que lorsqu'elles sont
palpables que nous pouvons suivre leurs progrès et leur marche,
et il nous est permis alors, avec les données que nous recueillons,
de revenir en arrière et de conclure, non pas de l'âge précis de la
tumeur, mais de son évolution plus ou moins lente.

Dans toutes les observations relatées au début, nous avons
retrouvé cette marche lente. Pour quelques-uns de ces cas, nous
n'avons pas de données assez précises pour connaître le début de
la tumeur et la durée de leur évolution ; en outre, quelques accidents secondaires, tels que la tuberculose pulmonaire dans notre
Obs. VII, en amenant la mort prématurée du sujet, nous empê-
chent de suivre la marche et la durée de la tumeur. Laissons
alors de côté ces quelques cas et considérons seulement toutes

les malades sur lesquelles nous avons des renseignements précis. Nous voyons que l'évolution la plus courte a été de cinq ans et que la durée varie entre cinq et vingt ans. Les tumeurs fibreuses restent quelquefois stationnaires, à n'importe quelle période de leur existence, et vivent, pour ainsi dire, en bonne intelligence avec les organes et les appareils qui les entourent ; ce n'est qu'à la longue que l'organisme tout entier s'épuise et devient cachectique.

La terminaison ordinaire est donc, avec le temps, l'épuisement, la cachexie, à moins qu'une intervention chirurgicale ne soit venue mettre un terme aux souffrances de la patiente, en la débarrassant de son néoplasme.

Quels sont les complications et les accidents qui quelquefois viennent précipiter le dénouement ? En premier lieu, nous trouvons assez fréquemment de la péritonite, et une péritonite généralisée, souvent mortelle, produite par une irritation de voisinage. Les moments où elle se produit le plus facilement sont ceux où la tumeur est le siège d'un mouvement vasculaire plus actif, aux périodes menstruelles, par exemple.

Souvent encore, la mort résulte de la compression de l'intestin par la tumeur, qui en diminue le calibre au point de produire un étranglement intestinal.

Dans notre Obs. xi, nous avons trouvé un érysipèle gangréneux des membres inférieurs qui amena la mort. C'est un accident fort rare que nous n'avons rencontré que cette seule fois dans toutes nos recherches.

On a observé plus fréquemment la phlegmatia alba dolens, souvent assez bénigne.

CHAPITRE V.

Diagnostic.

Il est fort difficile de poser le diagnostic exact des tumeurs fibreuses ovariennes ; aussi allons-nous simplement mettre en relief les différents caractères que nous venons d'étudier dans notre symptomatologie, caractères qui guideront le chirurgien appelé à formuler le diagnostic. Malgré cette difficulté, nous verrons que l'on peut arriver à acquérir la plus grande somme de probabilités possible. Or bien souvent le médecin ou le chirurgien ne peut arriver à un résultat complètement satisfaisant et se considère bien heureux quand il peut réunir autour d'un cas embarrassant assez de probabilités pour ui permettre de poser et d'affirmer son diagnostic.

Pour être clair dans notre étude, nous allons diviser ce chapitre en deux parties :

1° Existe-t-il une tumeur solide ovarienne ?

2° Quelle est cette espèce de tumeur ?

Les affections qui simulent ces tumeurs sont si nombreuses et présentent si peu de caractères dans lesquels on puisse avoir une confiance absolue, qu'il n'y a qu'une seule chose sûre : c'est de procéder par exclusion. C'est-à-dire que, dans un cas de tumeur de l'ovaire, ce qu'il y a de mieux à faire, c'est de dresser, à l'exemple de Spencer Wells, une liste de toutes les affections du bassin qui lui ressemblent, et de les éliminer l'une après l'autre jusqu'à ce qu'il ne reste plus aucune alternative. C'est le meilleur moyen pour arriver au but que nous poursuivons, et nous allons essayer, non pas de prouver qu'une tumeur donnée est ovarienne, mais de montrer qu'elle ne peut pas ne pas être ovarienne.

Dans la première période de leur évolution, le tableau clinique de ces lésions ressemble beaucoup à ceux de l'ovarite et de l'inflammation de l'ovaire. Nous avons vu dans le chapitre précédent tous les phénomènes de début de ces tumeurs, et nous n'y reviendrons que pour montrer en quoi ils diffèrent de ceux de ces diverses affections. Quand la malade se plaint d'éprouver des sensations anormales, douloureuses, qu'elle attribue la plupart du temps à l'appareil utérin, il ne faut jamais se borner à l'examen de l'utérus seul. Souvent on ne trouve aucune lésion susceptible d'expliquer ces troubles, et l'exploration doit être étendue jusqu'à l'ovaire, que l'on trouve malade. Cet organe, encore peu accru et mobile, échappe au toucher vaginal et au palper abdominal; il n'y a que le toucher rectal qui permette de s'assurer de son volume et de sa consistance.

Son volume est plus augmenté que dans la congestion et l'inflammation de l'ovaire, sa forme plus altérée, sa dureté plus grande ; le principal phénomène distinctif est la sensibilité qui est très peu accrue, tandis que la plus légère pression sur un ovaire atteint d'ovarite produit une douleur très vive. Les autres signes, tels que troubles menstruels, péritonite localisée, gêne pour les selles, etc., sont absolument les mêmes pour toutes ces lésions et ne sont d'aucune utilité pour le diagnostic.

On a pu confondre quelquefois un déplacement simple de l'ovaire avec une tumeur à son début, mais en regardant attentivement et en suivant pendant quelque temps la malade, le volume de la glande toujours grossissant ne permettra pas cette confusion. La marche des accidents locaux et l'état général des sujets viendront aussi assurer le diagnostic.

Il importe de signaler diverses autres altérations du pelvis, qui, à première vue, peuvent être confondues avec une tumeur de l'ovaire.

La salpingite doit être mise hors de cause. Souvent elle accompagne les tumeurs de l'ovaire à leur début, et alors nous devons la considérer comme une complication de ces néoplasmes. Quand elle existe seule, le toucher rectal nous permet de la distinguer en nous faisant constater que l'ovaire n'est pas doulou- reux à la pression et qu'il n'a changé ni de consistance ni de volume.

Le fibrome de l'ovaire peut encore être pris pour une tumeur ou un déplacement de l'utérus. L'hystéromètre nous donnera des données suffisantes pour diagnostiquer un déplacement pur et simple. Quant aux tumeurs fibreuses utérines, nous verrons plus loin leur diagnostic différentiel.

La péritonite pelvienne localisée et l'hématocèle pelvienne, qui, à leur début peuvent embarrasser le chirurgien, seront vite éli- minées, en suivant attentivement la marche des accidents. De plus, la tumeur péritonitique est adhérente et immobile et tend toujours à diminuer au lieu de s'accroître. L'examen physique rapproché de la marche des accidents ne permet guère de con- server de doutes en ces cas.

Il ne nous reste plus pour cette période qu'à faire le diagnostic des tumeurs de l'ovaire avec le développement d'une anse intesti- nale, oblitérée par la présence de scybales ou par tout autre motif. Pour le rectum, le toucher rectal lèvera tous les doutes, et, pour les autres portions de l'intestin, ils sont rarement en cause. Les purgatifs suffiraient, en tout cas, pour écarter de semblables erreurs.

Nous voyons donc que déjà, dans cette première période, nous pouvons arriver à des données assez précises pour nous faire supposer la présence de tumeurs ovariennes à leur début.

Dans la seconde période de leur évolution, que nous allons en- treprendre, c'est-à-dire quand nous aurons affaire à une tumeur accessible au palper abdominal, nous arriverons à un résultat bien plus satisfaisant, et nous pourrons alors affirmer notre diagnostic.

On peut dire avec une parfaite certitude que l'on ne peut diagnostiquer une tumeur de l'ovaire d'après les renseignements seuls donnés par les malades, tant sont variées les indications qu'elles fournissent sur leurs cas. Ainsi, une malade peut se présenter, ignorant complètement qu'elle porte une tumeur ; une autre peut avoir remarqué depuis quelques années la présence d'une petite masse, restée longtemps stationnaire et se développant depuis quelques mois. Le degré de développement ne peut aussi servir de guide ; il est trop variable. Les détails donnés par les malades sur la région où les tumeurs ont d'abord été observées et ont pris naissance induisent en erreur : on ne peut leur accorder aucune confiance. Lawson Tait nous parle, dans son *Traité sur les maladies des ovaires,* d'une malade chez laquelle il existait une tumeur fibreuse non douteuse de l'utérus, et qui affirmait qu'elle s'était développée primitivement dans le voisinage de la rate et qu'elle était descendue peu à peu dans la situation qu'elle occupait alors dans l'utérus. Les malades prétendent souvent que les tumeurs de l'ovaire qu'elles portent sont nées du côté opposé à celui où on trouve qu'elles se sont développées. Lawson Tait nous parle encore d'une malade qui prétendait qu'une tumeur de l'ovaire d'un volume considérable était apparue subitement ; cela aurait pu réellement arriver par sa sortie subite du bassin. En effet, le même fait est arrivé à des chirurgiens qui, par un simple examen bimanuel, ont chassé du bassin subitement sans le vouloir une tumeur de l'ovaire, qui s'y était enclavée. De ce côté-là, il est évident que nous ne pouvons recueillir aucun renseignement bien précis, pour nous éclairer dans nos recherches.

Comme nous l'avons déjà dit plus haut, nous allons entreprendre un diagnostic différentiel complet et éliminer petit à petit toutes les affections qui peuvent être confondues avec ces tumeurs ; il ne nous restera plus alors qu'une seule alternative, et nous pourrons conclure *a fortiori* à leur existence.

L'hydropisie de l'ovaire est, à première vue, ce qui peut le plus nous induire en erreur. Si nous nous permettons de nous étendre un peu plus qu'il n'y aurait lieu peut-être dans ce travail sur ce diagnostic différentiel entre le kyste ovarien et l'ascite symptomatique des tumeurs ovariennes, c'est à cause de la malade que nous avons examinée et suivie de près pendant notre internat à l'Hôtel-Dieu de Nimes, et dont nous avons cité le cas dans l'Obs. 1. Malgré un examen sérieux et approfondi, et après avoir passé en revue plusieurs hypothèses, le diagnostic resta en suspens. On hésitait encore entre un kyste ovarien compliqué de grossesse extra-utérine ou entre une tumeur abdominale développée dans beaucoup d'ascite. Beaucoup de symptômes, en effet, étaient en faveur du kyste, et la grosse tumeur ballottante que l'on sentait très nettement à la palpation présentait une surface très bosselée qui donnait absolument la sensation d'une tête et de petites parties appartenant à un fœtus. L'opération eut lieu, et nous vîmes que nous avions affaire à un fibrome ovarien de gros volume, nageant dans une ascite considérable. Ce n'est pas la première fois que semblable hésitation se rencontre en pareil cas en chirurgie. Tillaux cite plusieurs faits dans sa pratique, où il a fait complètement fausse route. En présence de cette difficulté de diagnostic, nous avons pensé qu'il serait de quelque utilité d'examiner en détail les différences de ces deux affections, et nous allons recourir à tous nos moyens d'exploration pour arriver à ce but.

Inspection. — Le volume de l'abdomen est augmenté dans les deux cas. Quand le kyste est volumineux, la distension est générale, mais, quand il est de petites dimensions, la distension est souvent partielle et siège plutôt au-dessous de l'ombilic.

Pour la forme de l'abdomen, dans l'ascite, on constate un

élargissement des parties latérales de l'abdomen et la partie supérieure aplatie ; dans le kyste, au contraire, une convexité très apparente en avant et plus d'un côté que de l'autre. Cette même convexité peut apparaître quand l'ascite est compliquée de tumeur qui soulève la paroi ; dans ce cas, l'élargissement de l'abdomen existe sans un aplatissement aussi complet. Les changements de position modifient la forme de l'abdomen d'une façon plus nette dans l'ascite.

Mensuration. — Par ce moyen, on constate que la distension de l'abdomen rempli de liquide ascitique est égale et symétrique dans les deux côtés, et l'ombilic conserve sa position normale. Dans le kyste, au contraire, la mensuration est très irrégulière ; c'est plus bas que l'ombilic que la circonférence abdominale est la plus grande ; pour l'ascite, c'est au niveau même.

l alpation. — La fluctuation s'observe avec les mêmes caractères dans les deux cas ; mais ce qui caractérise celle de l'ascite, c'est qu'elle change avec la position du malade. Si, par exemple, elle se couche sur le côté droit, tout le liquide se portera de ce côté et ne sera plus en contact direct avec la paroi abdominale du côté gauche, tandis que le liquide kystique, emprisonné dans la poche, ne peut aussi facilement se déplacer.

Quand la tumeur ovarienne est située au-dessus du petit bassin, elle est accessible à la palpation. Par l'exploration bimanuelle, on peut facilement la faire ballotter, vu son assez gros volume. Aucune sensation analogue dans le kyste ovarien simple.

Percussion. — Quand la malade est dans le décubitus dorsal, l'estomac et les intestins sont refoulés en avant dans l'ascite, d'où une zone de sonorité tout autour de l'ombilic; le liquide se trouve en arrière et dans les côtés, d'où matité dans les flancs. Dans l'hydropisie de l'ovaire, le liquide est en avant, et toute la masse intestinale est située des deux côtés et en haut. La zone autour de l'ombilic est alors mate et les flancs sonores. En faisant placer les malades de tel ou tel côté, on peut déplacer la matité dans l'ascite, chose impossible quand il s'agit d'un kyste.

Auscultation. — Ce moyen nous donne peu de renseignements ; dans les deux cas, on perçoit les mêmes bruits, mais les tumeurs kystiques cependant propagent mieux les bruits et les pulsations de l'aorte. Ces quelques règles permettent souvent au chirurgien de porter un diagnostic prompt ; malheureusement, elles ne sont pas infaillibles, et souvent ces différences ne sont pas aussi marquées que nous venons de le dire.

Il nous reste à parler, à ce sujet, de la paracentèse, qui fournit en premier lieu à notre examen un liquide qui sera pour nous une autre source de diagnostic.

Le contenu des kystes est visqueux, transparent, tantôt incolore, tantôt de couleur foncée ; il a un poids spécifique élevé et renferme beaucoup d'albumine et de la paralbumine. Le dépôt de ce liquide est constitué par des cellules épithéliales cylindriques, qui sont la plupart du temps en voie de dégénérescence graisseuse.

Le liquide ascitique a une densité peu considérable, contient moins d'albumine ; si on le laisse à l'air libre, il laisse déposer un caillot gélatineux, que l'on ne retrouve dans le liquide kystique que s'il y a du sang. On y trouve aussi presque toujours des dépôts fibrineux, qui, au lavage, prennent la forme de filaments élastiques. Au microscope, on ne voit que fort peu d'épithélium cylindrique, mais, en revanche, des globules blancs.

En outre, une paracentèse préalable est indispensable quand on veut faire une sérieuse palpation. Quelquefois, après cette opération, on éprouve des désillusions, et, l'abdomen une fois vidé, on ne trouve rien d'accessible au palper, quand par exemple la tumeur encore petite est restée dans le petit bassin. Mais à la seconde période de l'évolution de ces néoplasmes, elle enlève tous nos doutes ; si la tumeur est volumineuse, elle apparaît sous la paroi abdominale rendue flasque ; si elle est de petit volume, une palpation minutieuse, rendue très facile par la souplesse des parois, nous permet de bien la délimiter.

Aussi, avant de continuer notre étude sur le diagnostic de ces tumeurs, nous posons la règle suivante : « En présence d'un abdomen tendu et rempli de liquide, une paracentèse préalable est indispensable, et doit être faite par le chirurgien avant de passer en revue les différents moyens d'exploration ; il évitera ainsi une foule d'erreurs de diagnostic ».

On a rencontré souvent des kystes de l'ovaire compliqués d'épanchement ascitique ; aussi, une fois l'ascite diagnostiquée et le liquide écoulé, il nous reste à savoir si la tumeur reconnue dans un des côtés du ventre est solide ou liquide.

La pression sur cette tumeur circonscrite et comprimée le long de la fosse iliaque fera le plus souvent reconnaître une fluctuation plus ou moins évidente, ou laissera percevoir une dépression élastique surtout si les parois abdominales ne sont pas trop épaisses. La tumeur fibreuse, au contraire, ne donne pas ces mêmes sensations; elle résiste, en général, à la pression et apparaît comme un corps très dur, irrégulier par places. Quand elle a acquis un certain volume, elle offre quelquefois à la palpation une élasticité particulière qui la rend susceptible de revenir sur elle-même, comme un ballon que l'on presse brusquement entre les deux mains ; on éprouve alors une sensation de fausse fluctuation qui est trompeuse.

Dans son *Traité des maladies des ovaires*, A.-A. Boinet cite plusieurs exemples où l'erreur était bien possible. Nous lui empruntons le cas suivant : « Il s'agit d'une femme qui était à l'hôpital Necker dans le service de M. le Dr Delpech et qui avait été soumise à de nombreux examens par un grand nombre de médecins très distingués; toujours la maladie avait été consi-dérée comme un kyste ovarique. Boinet nous avoue qu'au premier abord on pouvait parfaitement faire une erreur de diagnostic.

»L'élasticité de cette tumeur était si remarquable et si prononcée qu'il était difficile de se défendre de l'idée de fluctuation : il n'y eut que la percussion pratiquée légèrement par des *pichenettes* qui ne donna pas la moindre sensation de fluctuation. Il annonça alors une tumeur fibreuse au grand étonnement de tous les assis-tants. Une ponction fut faite avec un gros trocart, et il ne sortit point de liquide. Cette première ponction ne fut pas suffisante pour enlever les doutes de tous les médecins ; il fallut en faire une deuxième et une troisième dans des endroits différents, et toutes furent sans résultat.»

Il faut donc être bien minutieux, en faisant la palpation ou la percussion dans des cas semblables ; si l'on a seulement un léger doute, la ponction éclaire immédiatement le diagnostic, non seulement par l'absence du liquide, mais par la sensation éprouvée par la main qui enfonce le trocart dans une tumeur solide.

De plus, une tumeur de l'ovaire sera présumée solide quand elle restera longtemps mobile et quand elle ne prendra que fort lentement de vastes dimensions.

La forme inégale, son poids lourd et un certain degré de sen-sibilité feront encore croire à son existence.

L'*hydropisie enkystée du péritoine* consécutive à la tuberculose ou au carcinome péritonéal peut être prise seulement à première vue pour une tumeur solide ovarienne. Les limites de ces kystes sont moins nettes que celles des néoplasmes ovariens. L'existence des noyaux cancéreux ou tuberculeux et le mauvais état général qu'ils entraînent sont pour nous de précieux éléments de dia-gnostic. La ponction exploratrice ou mieux encore l'incision exploratrice, que recommande Martin dans son nouveau Traité, nous font arriver plus droit au but.

Il semble bizarre que nous soyons obligés de différencier ces néoplasmes de la distension tympanique et des tumeurs imaginaires des hystériques. Cependant, tant de médecins éminents, possédant une grande expérience, ont commis cette erreur, que nous ne pouvons la passer sous silence.

Spencer Wells nous raconte que Simpson cite six cas semblables, et Bright rapporte le cas suivant : « S. J..., âgée de 30 ans, raconte qu'elle est malade depuis deux ans, et accuse des douleurs abdominales intenses et des symptômes hystériques. Sur la ligne médiane de l'abdomen, on remarque une cicatrice de 7 centim. environ. C'est la trace d'une incision, et elle raconte, qu'en voyant son abdomen gonfler, un chirurgien lui avait proposé d'enlever la tumeur, qu'il pratiqua l'opération avec deux aides, et que, ne trouvant pas la tumeur, il rapprocha les deux lèvres de la plaie, qui cicatrisa très facilement.» Il ajoute qu'«il avait vu cette femme quelques années auparavant, quand elle était à Guy's Hospital, pour une prétendue tumeur abdominale, et que l'on avait reconnu la nature hystérique, quoique l'aspect de l'abdomen fût tout à fait celui d'une tumeur enkystée. Mais cette tumeur coexistait avec tant d'autres symptômes, tels que : attaques d'hystérie, épilepsie, paralysies, etc., qu'il suffisait d'un peu d'observation pour en reconnaître de suite le caractère véritable ».

Boinet rapporte également qu'une femme misérable, peu intelligente et atteinte de tympanisme, fut émue à la pensée qu'elle avait une tumeur abdominale ; elle rencontra deux ou trois chirurgiens qui se persuadèrent qu'elle avait une affection ovarienne, et qui, cédant à ses instances, l'opérèrent. Cette laparotomie leur fit découvrir l'existence d'un cancer et tua la malade.

Heureusement, sous l'influence du chloroforme, ces manifestations hystériques disparaissent complètement, et il est alors facile de reconnaître les grossières erreurs que l'on aurait pu commettre. Ainsi donc, quand nous serons en présence d'une femme profondément hystérique et possédant tous ces symptômes abdominaux, suivons patiemment la marche de la prétendue maladie, et gardons-nous bien de nous hâter de conclure trop vite !

Les tumeurs fibro-plastiques et graisseuses du péritoine et de l'épiploon ne nous arrêteront pas longtemps. Elles sont beaucoup moins accessibles à la palpation que les tumeurs ovariennes et ont une mobilité bien moindre. Malgré cela, comme l'on peut être embarrassé souvent, il s'agit de déterminer dans le petit bassin l'existence des deux ovaires normaux et sains.

Les tumeurs fibreuses de l'ovaire peuvent être confondues avec les kystes hydatiques ou les kystes des reins seulement avant la paracentèse. Les crochets et les couronnes de crochets que nous trouvons dans le contenu des kystes hydatiques, et les éléments constituants de l'urine dans les kystes rénaux, ne nous permettent pas une telle confusion. La palpation ou le toucher rectal, suivant le degré de développement du néoplasme, viendront dissiper les derniers doutes, si l'examen des liquides n'a pas suffi.

Le rein mobile simule exactement une tumeur ovarienne. Cette anomalie est le déplacement des reins qu'on peut trouver fort loin de leur siège ordinaire. Ils peuvent se placer quelquefois dans le grand bassin et jouir d'une certaine motilité. Dans ce cas, la palpation nous est d'un précieux secours ; la forme à peu près arrondie des fibromes de l'ovaire est en opposition avec la forme allongée des reins. Le début de cet accident, la marche et les symptômes généraux des néoplasmes ovariens viennent confirmer le diagnostic.

D'autres tumeurs abdominales, telles que tumeurs hépatique, splénique, mésentérique, etc., pourraient encore induire en erreur, s'il n'était pas facile de les distinguer par leur siège particulier, leur peu de mobilité et certains symptômes généraux qui leur sont spéciaux.

Dans la première période de l'évolution de ces néoplasmes, nous avons parlé des tumeurs fécales et de leur diagnostic différentiel ; il nous avait paru, au premier abord, inutile d'y revenir ; mais Spencer Wells, dans son *Traité des tumeurs de l'ovaire et de l'utérus,* nous cite un cas si curieux que nous croyons utile de le relater ici : «Je fus mandé un jour en toute hâte, dit-il, à Chester, et en arrivant je trouvai une obstruction intestinale, avec vomissements fécaloïdes, etc. La patiente était moribonde. L'abdomen était très distendu, plus qu'à la fin d'une grossesse, et évidemment on pouvait croire avoir devant les yeux une tumeur ovarienne ou utérine, quoique la percussion donnât une demi-sonorité. Je fis une incision exploratrice, comme dans l'ovariotomie, pour m'assurer de la nature réelle de la tumeur. En divisant le péritoine à première vue, la tumeur m'apparaît comme un utérus très gros ; en la contournant, je trouvai l'utérus et les ovaires normaux. Cette tumeur était le cœcum et le côlon énormément distendus. En conséquence, j'ouvris l'intestin, et il sortit plus de deux seaux de matières fécales demi-solides. La malade guérit, et au bout de quelques mois je refermai l'anus artificiel. »

Les néoplasmes du ligament large sont difficiles à différencier des tumeurs ovariques. Celles-ci en effet se soudent largement au plancher du ligament large par l'intermédiaire d'exsudats et d'adhérences, et font corps avec lui. Chaque fois qu'un néoplasme ovarien acquiert un assez gros volume, le ligament large est aussi englobé dans la tumeur. Quelquefois, mais rarement, la tumeur commence à se développer dans un point bien délimité de ce ligament et n'envahit pas l'ovaire. La constatation de cet organe sain à côté de la tumeur sera certainement un argument décisif. En tout cas, il ne nous importe pas beaucoup de nous arrêter plus longtemps sur ces différences ; leur symptomatologie, leur marche, leur pronostic étant les mêmes, nous suivrons les mêmes indications pour leur traitement.

Évidemment les erreurs de diagnostic les plus fréquentes sont celles auxquelles donne lieu l'augmentation de volume de l'utérus, quelle qu'en soit la cause. Par exception, la grossesse sera facile à diagnostiquer. Le ballottement des tumeurs fibreuses et les ren-

seignements fournis par la femme très désireuse d'avoir des enfants pourront bien tromper le médecin au début, mais, quand
se manifesteront les signes bien connus de la grossesse, l'erreur
n'est plus possible.

L'âge de la femme, sa santé habituelle, les troubles fonctionnels, nous aideront aussi à trancher la question.

La grossesse extra-utérine est presque impossible à distinguer
dans les trois premiers mois. Jusqu'à cette époque, ni les signes
sensibles, ni les signes rationnels ne peuvent la faire connaître,
et, comme elle occupe à peu de chose près le même lieu que les
tumeurs ovariques, il est difficile de les différencier.

Vers le quatrième mois, les bruits et les mouvements du fœtus
nous renseigneront exactement, mais ces bruits disparaissent
vite ; il est rare que le fœtus continue à vivre au delà de cette
époque.

Il se liquéfie alors, se macère ou se sèche, se durcit, se pétrifie
au point de faire croire à une tumeur fibreuse. Nous en avons
trouvé de nombreux exemples dans nos recherches, et c'est jus-
tement à ce dernier mode de terminaison des grossesses extra-
utérines que nous avions cru avoir affaire dans le cas intéressant que nous avons eu l'occasion d'étudier de près pendant
notre internat (Obs. 1). Malgré cela, le diagnostic de ce genre de
grossesse est encore facile quand on peut examiner la malade dès
le début des accidents, et la suivre pendant tout le développement de l'affection.

Il ne nous reste plus, comme diagnostic différentiel, qu'à parler
des tumeurs fibreuses utérines, avec lesquelles on confond bien
souvent celles qui font l'objet de ce travail. Elles ont cependant
bien des signes différents, quoique à première vue elles se ressemblent fort.

Spencer Wells nous raconte qu'au commencement de ce siècle,
alors qu'on n'était pas bien familiarisé avec l'ovariotomie, chaque
fois que des tumeurs atteignaient de grandes dimensions, on les

considérait comme ovariennes. La première tumeur prétendue
ovarienne, qui a été enlevée à Londres par Granville en 1827,
était un fibrome de l'utérus du poids de 8 livres. De nos jours,
grâce au grand nombre d'ovariotomies qui nous ont fait constater
les volumes variés de ces deux espèces de tumeurs, l'erreur n'est
plus possible.

Ainsi, il est absolument certain que les tumeurs utérines,
comme les ovariennes, peuvent déterminer une grande distension
de l'abdomen, que leur forme peut être sphérique ou irrégulière,
qu'elles peuvent être dures, élastiques, plus ou moins sensibles
à la pression, mobiles. A première vue, le diagnostic paraîtrait
donc douteux et même impossible ; mais tous les moyens habi-
tuels d'exploration nous font découvrir assez de points différents
pour nous permettre d'arriver à un résultat satisfaisant.

Les tumeurs utérines sont aussi le plus souvent accompagnées
d'ascite. Une paracentèse est absolument indispensable, s'il y a
beaucoup de liquide, et un examen sérieux n'est possible que
dans ces conditions.

A l'inspection, la distension de l'abdomen est plus limitée à la
partie médiane inférieure dans les tumeurs utérines quand elles
ne sont pas de trop grandes dimensions. Dans les néoplasmes de
l'ovaire, la distension est plus souvent générale ou limitée dans
un des côtés. Pour les tumeurs de même volume, la dilatation
des veines superficielles abdominales et l'œdème de la paroi sont
plus souvent observés dans celles de l'utérus. Dans la position
horizontale, leur mobilité paraît la même, mais suivant l'inclinaison du corps elle change pour les fibromes de l'ovaire ; en
effet, supposons la malade sur le côté opposé à l'ovaire malade, le pédicule ne sera pas assez long pour permettre à la tumeur
d'aller se loger de l'autre côté de l'abdomen, tandis que pour la
tumeur utérine, qui siège au centre, le moindre petit déplacement
qui lui est donné nous permet de la sentir de tel ou tel côté,
suivant l'inclinaison du corps. Ce phénomène ne se produit que

9

pour les tumeurs de petit volume ; quand la masse néoplasique occupe toute la cavité abdominale, cette mobilité est presque complètement abolie.

La mensuration nous donne des renseignements peu précis ; dans les tumeurs ovariennes, l'augmentation de la circonférence abdominale est d'habitude plus grande d'un côté que de l'autre ; nous l'observons surtout pour les kystes ovariens, mais peu pour les tumeurs fibreuses. La distance de l'ombilic au pubis est augmentée plus souvent dans les tumeurs utérines.

La palpation ne nous apprend rien sur la consistance de ces tumeurs, qui est à peu près la même, leur structure histologique se ressemblant fort.

Les néoplasmes de l'ovaire sont plus mobiles dans tous les sens, grâce à leur pédicule plus mince et plus long. Les tumeurs utérines qui se développent souvent dans l'intérieur des tissus n'ont pas de pédicule ; elles jouissent alors seulement du peu de mobilité de l'utérus ; rarement elles sont très nettement pédiculées. Si la tumeur est ovarienne, en faisant pénétrer la main entre elle et le pubis, on peut la soulever de bas en haut, tandis que cette manœuvre est impossible pour les néoplasmes utérins.

A la percussion, aucun signe distinctif.

A l'auscultation, dans les tumeurs ovariennes, les battements et même les bruits de l'aorte sont perçus, mais il est rare d'entendre les bruits du cœur et de constater un souffle vasculaire ; au contraire, dans les tumeurs utérines, ce souffle peut être entendu en plusieurs points, et c'est là un précieux élément de diagnostic. Ces derniers néoplasmes possèdent encore deux signes vasculaires que l'on ne rencontre pas ailleurs, à savoir : une impulsion aortique qui peut être vue et sentie, et un développement des artères de l'utérus qu'on peut sentir dans le vagin. Lawson Tait nous raconte que, dans un cas, il a été convaincu que la tumeur était utérine, principalement parce qu'au niveau du point où se réfléchissait le vagin, d'un côté, il sentit une artère aussi volumineuse que la radiale.

Le toucher vaginal lèvera souvent tous les doutes en faisant voir que le col utérin est normal, l'utérus mobile. De plus, le cathétérisme utérin nous montrera la cavité de l'utérus normale, ni augmentée ni diminuée. La tumeur que l'on sent à travers les parois abdominale et vaginale est indépendante de l'utérus et ne peut être qu'ovarienne.

Au contraire, si nous trouvons le col effacé, le canal cervical obstrué ou dévié et présentant des difficultés pour l'introduction du cathéter, ou bien la cavité utérine très augmentée, la tumeur est presque certainement utérine.

Quelquefois tous ces signes ne sont pas aussi évidents, et il ne faut pas oublier qu'on a observé d'énormes tumeurs de l'utérus, sans que les dimensions de la cavité interne aient été modifiées, ni que la structure du col ait été altérée. Quelquefois aussi, quand les tumeurs ovariennes ont un pédicule très court ou ont des connexions intimes avec l'utérus, nous trouvons le col attiré en haut ou bien tout l'utérus allongé.

En résumé, c'est la sonde utérine combinée avec la palpation, qui nous donne les renseignements les plus précis. Si, en imprimant des mouvements à la tumeur par la paroi abdominale, l'utérus reste à peu près immobile, nous avons affaire à une tumeur ovarienne ; s'il suit exactement tous les mouvements du néoplasme, c'est presque sûrement une tumeur utérine.

Le toucher rectal nous montrera si l'utérus a conservé ses dimensions, sa forme et sa position normales, ou si les ovaires sont sains ou augmentés de volume ; il ne faut donc pas négliger ce dernier moyen d'exploration.

Nous voilà arrivé à la fin de notre étude sur le diagnostic différentiel. Nous avons éliminé petit à petit toutes les affections qui simulent ces néoplasmes fibreux de l'ovaire, en faisant bien ressortir leurs symptômes différents. Ce travail une fois fait, il ne

nous reste plus qu'une seule alternative, et nous devons forcé-
ment avoir sous les yeux une tumeur solide ovarienne.

Mais à quelle espèce de tumeur avons-nous affaire ?

On réunit, sous ce nom, les fibromes et fibromyomes, que nous
englobons dans la même étude, les carcinomes, les sarcomes et
les tubercules.

Voulant nous placer sur le terrain absolument clinique, nous
passerons sous silence les divers caractères de leur structure intime, que nous révèle l'anatomie pathologique, et nous ne nous
occuperons que des signes et des symptômes qui peuvent nous
aider devant une malade à distinguer ces différentes espèces de
tumeurs. Beaucoup de signes et de symptômes énumérés dans
notre chapitre IV sont communs à toutes les tumeurs solides,
aussi trouverons-nous surtout des différences dans l'évolution
clinique et les complications de ces néoplasmes.

Pour rendre notre étude plus claire, nous diviserons ces
diverses tumeurs en trois groupes :

1° Tumeurs bénignes (Fibrome et fibromyome) ;

2° Tumeurs malignes (Carcinome, sarcome) ;

3° Tumeurs tuberculeuses.

Nous avons déjà parlé, dans notre travail, de la marche lente
des tumeurs fibreuses. C'est, en effet, en suivant les progrès de
la maladie que nous pourrons le plus facilement diagnostiquer
leur nature.

Les tumeurs malignes ont une marche beaucoup plus rapide ;
comme moyenne, en faisant une synthèse basée sur toutes les
données de la clinique que nous avons eues à notre disposition,
nous pouvons établir que leur durée varie entre trois mois et
deux ans, tandis que pour les tumeurs fibreuses la moyenne
varie entre cinq et vingt ans. Malgré leur marche rapide, ces
cancers ovariens peuvent subir un arrêt de plusieurs mois dans
leur développement; puis survient une nouvelle poussée aiguë
qui entraîne la mort de la malade en quelques semaines. Ils ont

une marche beaucoup moins régulière, c'est-à-dire qu'elle est souvent entravée par ces complications dangereuses, dont nous avons parlé au chapitre IV. De plus, les malades atteintes de ces affections souffrent davantage, et ce sont des douleurs lancinantes, brûlantes, pénibles à supporter.

L'œdème des membres inférieurs et de la paroi abdominale est presque constant, et il n'est pas dû seulement, comme pour les tumeurs fibreuses, à une compression exercée sur les veines du bassin, et des membres inférieurs, c'est un œdème non mécanique produit par l'épuisement du sujet et par le mauvais état général.

Autour de ces tumeurs végétantes, le péritoine est enflammé ; nous rencontrons presque constamment de la péritonite chronique, plus ou moins limitée ; cette péritonite peut se généraliser, et des poussées aiguës viennent souvent occasionner la mort.

Plusieurs auteurs ont prétendu que l'abondance, la précocité et la persistance de l'ascite étaient en faveur de la malignité de ces tumeurs.

Sans avoir la prétention de nous inscrire en faux contre ces assertions, nous pouvons affirmer que, dans toutes nos recherches, nous n'avons pu constater de pareils faits. Dans tous les cas de tumeurs bénignes que nous avons cités, nous avons trouvé partout de l'ascite, quelque volume qu'ait la tumeur. Ce qui pourrait seulement nous amener à penser que l'ascite est plus abondante dans les néoplasmes malins, ce serait son mode de formation. En effet, nous avons dit déjà que l'ascite était le résultat de la réaction du péritoine irrité par la présence du néoplasme ; or, nous savons aussi que l'inflammation du péritoine produit de l'ascite et que les tumeurs malignes sont presque toujours accompagnées de péritonite chronique. L'ascite, dans un tel cas, peut donc être produite de deux façons différentes, et il serait tout naturel que la quantité de liquide épanché, venant de deux sources, fût plus grande.

Malgré cela, on ne peut pas exactement apprécier son abondance, si variable suivant chaque cas qu'il est impossible d'établir de règle, ni de tirer des conclusions qui pourraient induire en erreur. La précocité et la persistance du liquide se rencontre également dans toutes les tumeurs solides de l'ovaire, quelles qu'elles soient.

A propos de l'ascite, ce qui pourrait nous aider à déterminer la nature de la tumeur, ce serait l'analyse du liquide, évacué par une ponction exploratrice. Dans le liquide ascitique des tumeurs malignes, nous trouvons des amas de petites cellules épithéliales et des noyaux proliférant d'une façon extraordinaire. Le Dr Foulis d'Édimbourg nous cite deux cas dans sa pratique, où il put diagnostiquer la nature de la tumeur, grâce à ces amas d'épithélium en voie de prolifération.

Certains auteurs ont vu dans l'âge des malades quelques données importantes et ont donné les renseignements suivants : Les tumeurs malignes à forme rapide se développent plus souvent au jeune âge, de 15 à 25 ans, et les tumeurs bénignes à forme lente à un âge plus avancé, de 30 à 50 ans. Encore une fois, qu'il nous soit permis de ne pas ériger ces conclusions en règle absolue. Dans toutes nos observations, nous voyons l'âge varier entre 17 et 70 ans, et il en est de même pour les tumeurs malignes. Nous savons bien que beaucoup de tumeurs, franchement bénignes au début de leur développement, peuvent dégénérer en malignes ; et c'est pour cela que l'on trouve plus de néoplasmes malins vers la quarantième année. Il y a trop d'exceptions à toutes ces règles pour que nous puissions nous en servir pour reconnaître la nature de ces diverses tumeurs.

Le palper peut nous donner quelques indications. La surface des tumeurs malignes est beaucoup plus irrégulière, plus bosselée ; elle offre une segmentation toute spéciale. Parfois, on constate dans les culs-de-sac de Douglas la présence de noyaux cancéreux ; dans d'autres cas, on se rend facilement compte de l'état noueux du péritoine pariétal.

La tumeur est aussi beaucoup moins mobile, et cette immobilité relative est due à toutes les adhérences qu'elle forme très facilement avec tous les organes voisins.

Les ganglions pelviens, inguinaux sont souvent augmentés de volume, engorgés, ce qui n'arrive jamais pour les tumeurs bénignes.

Enfin, ce qui est pour nous la principale source de diagnostic, c'est l'état général de la malade. Autant les femmes atteintes de fibrome supportent aisément leur néoplasme sans même s'en apercevoir souvent pendant longtemps, autant celles qui sont atteintes de cancer jouissent d'une mauvaise santé dès le début. La physionomie prend une expression particulière, désignée sous le nom de facies ovarien, bien plus prononcé pour les tumeurs malignes ; les traits tirés, l'exagération des saillies musculaires et osseuses, le front ridé, les yeux excavés, les narines dilatées, les lèvres serrées et entourées de sillons, donnent à la face un aspect très caractéristique. Il est fort rare que la maladie ne retentisse pas d'une façon quelconque sur quelques organes, et on observe souvent la généralisation du néoplasme malin, c'est-à-dire son extension aux organes voisins. L'appétit cesse, les diverses fonctions se font mal ; l'amaigrissement s'accentue, les forces diminuent : en un mot, les malades deviennent rapidement cachectiques et meurent au bout de peu de temps.

Ainsi donc, pour nous résumer : si le facies reste naturel, si la santé générale n'est pas plus altérée que ne le comporte la gêne mécanique déterminée par la tumeur, si celle-ci est libre de toute adhérence, distincte de l'utérus et du bassin, on doit présumer qu'elle est, comme on dit, de bonne nature ; au contraire, si la tumeur s'est développée avec rapidité, si elle est noueuse et très irrégulière, si elle adhère fortement à l'utérus et aux parois pelviennes, si les ganglions pelviens et inguinaux sont développés, s'il y a beaucoup d'œdème aux jambes avec de la phlegmatia, si enfin le facies est celui d'un cachectique et la santé générale ébranlée, on est autorisé à soupçonner l'existence d'une tumeur de mauvaise nature.

Quant aux tumeurs tuberculeuses, elles sont plus faciles à reconnaître, et leur diagnostic repose sur cette triple base : l'état général des sujets, l'examen de la tumeur, la marche de la maladie.

Le plus souvent, les femmes atteintes de tubercules de l'ovaire sont déjà phtisiques, et leur santé générale fait reconnaître la nature de leur affection ovarienne; cependant on peut trouver des femmes phtisiques atteintes d'une tumeur solide non tuberculeuse, tel est le cas que nous rapportons dans notre Obs. VII.

Dans le cas contraire, il reste encore l'exploration physique et la marche de la lésion pour nous mettre sur la voie du diagnostic.

Les tubercules ovariens ne s'accompagnent pas du facies ovarien caractéristique. Les divers moyens d'exploration, palpation, percussion, auscultation, etc, ne nous donneront aucuns renseignements bien nets, aussi les laissons-nous de côté. Ces tumeurs n'acquièrent jamais un gros volume, comparable à celui des deux autres espèces. Ce qui sert le plus à les distinguer, ce sont les troubles intestinaux, caractérisés par de la diarrhée glaireuse, de l'entérite, même de la dysenterie. Une péritonite chronique est presque constante. Le péritoine, en effet, est envahi comme l'ovaire par des noyaux tuberculeux, sur une étendue plus ou moins considérable ; il est épaissi, fortement vascularisé et présente des adhérences anormales et étendues avec les intestins ou d'autres organes. Ces tubercules ont, en plus, de la tendance à la production d'hydropisies enkystées. Comme troubles fonctionnels plus spéciaux, il y a les perturbations menstruelles, les ménorrhagies et les leucorrhées abondantes. Mais tous ces troubles à eux seuls ne sont pas assez significatifs pour nous permettre d'affirmer l'existence de tubercules.

Leur marche ressemble à celle d'une phlegmasie subaiguë avec redoublements, et cela seul suffit pour les distinguer des autres tumeurs. En face donc de tels troubles, d'une telle marche, si par l'examen physique et les touchers vaginal et rectal, nous voyons que la tumeur occupe l'ovaire, et que cet organe est volumineux, bosselé, semé de points fluctuants, confondu avec la trompe, qui est elle-même volumineuse, on devra penser à la tuberculose de l'ovaire, et si ces lésions se montrent chez une femme phtisique le doute ne sera plus permis.

Nous voici arrivé au bout de notre chapitre sur le diagnostic. En présence de tous ces divers symptômes, de toutes ces diverses évolutions des tumeurs, le chirurgien peut-il conclure à l'existence d'une tumeur solide de l'ovaire et en déterminer sa nature ?

Nous n'hésitons pas à répondre affirmativement à cette question.

Certes, le diagnostic n'est pas facile, il est même très délicat et souvent très obscur !

Le chirurgien n'a peut-être pas dans ses mains des preuves absolument évidentes et des symptômes particuliers à chaque espèce, mais en tout cas il possède au moins assez de probabilités et assez de signes différents pour poser de solides conclusions sur lesquelles il pourra élever un diagnostic sûr.

CHAPITRE VI.

Pronostic.

———

Le pronostic des tumeurs fibreuses n'est pas défavorable, et les fibromes constituent la forme la plus bénigne de tumeur de l'ovaire.

Leur développement très lent, interrompu souvent par des arrêts plus ou moins longs, les rend quelquefois tout à fait inoffensifs.

Nous avons vu, dans les faits cités, beaucoup de malades qui ne se seraient aperçues en aucune façon qu'elles portaient une tumeur dans le ventre, si ce néoplasme n'avait pris des proportions effrayantes. Quelle que soit leur nature, ces tumeurs peuvent occasionner des troubles mécaniques, quand elles prennent un développement excessif ; le fait est rare mais non impossible. Ces troubles peuvent même se produire quand la tumeur n'a pas pris encore beaucoup de développement et qu'elle est demeurée enclavée trop longtemps dans le bassin, à cause d'adhérences ou de pelvi-péritonite secondaire. L'obstruction intestinale, qui peut se produire par ces mécanismes, est le trouble le plus dangereux.

Ces accidents sont à peu près les seuls auxquels expose une tumeur bénigne, et comme il est rare qu'elles prennent un développement très considérable, de nos jours surtout, où le chirurgien, grâce aux résultats obtenus par l'antisepsie, ose tenter une laparotomie, dès qu'il a remarqué l'existence d'une petite tumeur, il en résulte que le pronostic doit être assez adouci.

Ces tumeurs peuvent rester latentes tout le temps de la vie, et on ne les trouve quelquefois qu'à l'autopsie.

Pendant la vie génitale de la femme, alors que ces tumeurs sont encore soumises à toutes les congestions mensuelles, elles peuvent se développer avec plus d'activité et se multiplier davantage. Au contraire, après la ménopause, la nutrition de l'ovaire étant fort ralentie, ces tumeurs peuvent sommeiller longtemps ; c'est alors surtout que nous constatons ces arrêts prolongés dans leur développement.

Dans tous les cas observés, nous avons remarqué, en effet, que l'évolution de ces tumeurs se faisait beaucoup plus rapidement quand le néoplasme commençait à se développer sur une jeune femme.

La dégénérescence calcaire, osseuse doit être considérée comme une issue très favorable ; quant à l'ascite, elle n'est pas d'aussi mauvais augure que plusieurs auteurs ont bien voulu le dire.

Quoique nous n'ayons parlé tout le temps que de la bénignité de ces fibromes, il n'en est pas moins vrai que pas à pas et à la longue ces tumeurs amènent les malades à un dénouement fatal. Mais alors le chirurgien, en suivant les progrès du mal, a toujours le temps d'intervenir, et doit le faire sans hésiter, se souvenant que ces néoplasmes bénins ne sont pas sujets aux récidives.

CHAPITRE VII.

Traitement.

Dans tout le cours de ce travail, en parlant, soit de la bénignité de ces tumeurs, soit de leur évolution lente, nous avons e nvisagé l'ovariotomie comme le traitement le plus rationnel, le seul possible.

En effet, nous ne pouvons songer à un traitement palliatif qui ne peut être qu'inefficace dans des cas semblables ; nous nous bornerons simplement à employer ce genre de traitement pour toutes les complications et accidents secondaires qui jouent un rôle si important dans l'aggravation de ces tumeurs. Une fois les indications remplies, les accidents calmés, nous songerons à l'ovariotomie, qui est devenue maintenant, grâce aux progrès incessants de l'antisepsie, une opération sinon facile, du moins le plus souvent couronnée de succès.

Il y a une grande règle que nous devons suivre ponctuellement pour assurer le succès de cette opération.

« L'ovariotomie doit être pratiquée de bonne heure, le plus tôt possible, dès que le chirurgien s'est rendu compte de la bénignité du néoplasme. »

Plus son volume sera petit, plus l'opération sera facile et vite faite. Par conséquent, le chirurgien ne devra avoir qu'un but, qui sera d'opérer de bonne heure avant que la tumeur ait acquis des dimensions capables de gêner l'action chirurgicale et de compromettre son succès. Kœberlé et Spencer Wells ont montré tous les dangers auxquels exposent, soit les incisions longues et les plaies étendues, soit les tractions violentes faites dans le but de faire sortir une tumeur à travers une plaie trop petite.

Il y a encore une autre considération plus importante en faveur d'une intervention rapide.

Dans la première phase de leur évolution, ces tumeurs sont toutes mobiles et non adhérentes, tandis qu'à mesure qu'elles grandissent l'épithélium protecteur s'altère, et il se forme des adhérences, ce qui ajoute une difficulté de plus à l'opération et exerce une mauvaise influence sur le résultat final.

En résumé, pour toutes ces raisons, il convient toujours de pratiquer l'ovariotomie le plus tôt possible.

La grossesse, qui donne une impulsion fâcheuse au développement des tumeurs solides ovariennes, en général, n'est pas une contre-indication. Presque tous les ovariotomistes conseillent l'extirpation dans les trois premiers mois de la gestation, et Spencer Wells nous dit qu'il l'a pratiquée cinq fois avec succès sans interrompre le cours de la grossesse.

Avant de terminer, voici en quelques mots les résultats opératoires obtenus jusqu'à nos jours, et les différents modes de terminaison quand l'ovariotomie n'a pas été faite.

Pour donner plus d'autorité à nos chiffres, aux 15 observations que nous avons citées dans ce travail, nous ajoutons 3 cas tirés des *Annales de Gynécologie,* et 13 cas empruntés à la statistique de Léopold, dans les *Archiv. für Gynéc.*

Sur ces 31 tumeurs fibreuses de l'ovaire, l'ovariotomie a été faite dix-sept fois ; il n'y a eu que 3 insuccès, et encore parmi ces 3 cas de mort, 2 ne nous étonnent point, l'opération ayant été faite trop tard, alors qu'il y avait pour une de nos malades de nombreuses adhérences qui ont rendu l'énucléation fort laborieuse et un état de cachexie très avancé pour les autres. Sur les 14 cas qui nous restent, 2 ont été perdus de vue, et les autres ont dû la mort le plus souvent à la cachexie, deux fois à une péri-

tonite, une fois à la tuberculose, et une autre fois à un érysipèle phlegmoneux.

Si nous nous sommes permis de citer quelques chiffres en ter-
minant, c'est pour mettre en pleine lumière les résultats merveilleux obtenus par l'ovariotomie.

Ces chiffres sont assez éloquents par eux-mêmes ; nous n'avons
pas besoin de les commenter. Le chirurgien donc ne doit pas
hésiter, et dès que son diagnostic est posé, c'est à l'ovariotomie
et à l'ovariotomie seule qu'il doit avoir recours.

CONCLUSIONS.

I. Les tumeurs fibreuses de l'ovaire (fibromes et fibromyomes) sont réellement rares.

II. Elles ne forment point d'adhérences, tant qu'elles sont de petit volume, ou que l'épithélium spécial qui protège leur surface n'est pas altéré.

III. Leur volume est très variable (depuis une noix jusqu'à une tumeur de 60 livres); on les rencontre à tout âge chez la femme.

IV. Elles sont toujours accompagnées de plus ou moins d'ascite.

V. Elles ont une marche lente, sont de nature essentiellement bénigne, et ne récidivent pas, une fois opérées.

VI. La paracentèse s'impose souvent comme moyen de diagnostic. Les ponctions exploratrices dans la tumeur doivent être faites avec beaucoup de réserve, car elles favorisent la formation d'adhérences, qui viennent compliquer l'ovariotomie.

VII. Leur pronostic n'est pas grave ; mais à la longue elles entraînent l'épuisement de la malade, qui devient cachectique.

VIII. L'ovariotomie précoce est la ressource unique et le traitement seul rationnel.

INDEX BIBLIOGRAPHIQUE

MARTIN (Aug.). — Traité clinique des maladies des femmes, 1889.

GALLARD (T.). — Leçons cliniques sur les maladies des ovaires, 1886.

SINÉTY (L. DE). — Traité pratique de gynécologie, 1884.

LAWSON-TAIT. — Traité des maladies des ovaires, 1886.

SCHRŒDER (C.). — Maladies des organes génitaux de la femme, 1886.

SPENCER WELLS (T.). — Des tumeurs de l'ovaire et de l'utérus, 1883.

BOINET (A.-A.). — Traité pratique des maladies des ovaires et de leur traitement, 1877.

VIRCHOW. — Pathologie des tumeurs, 1867.

ZIEMBECKI. — Thèse de Paris, 1875.

TILLAUX. — Clinique chirurgicale, 1888.

TERRILLON. — Clinique chirurgicale, 1889.

GÉRHARD (LÉOPOLD). — Die soliden Eierstocksgeschwülste (Arch. f. gynäk., 1874).

SPIEGELBERG. — Monatsschrift für Geburtskunde, 1866.

KŒBERLÉ. — Article sur la pathologie des ovaires (Nouv. dict. de méd. et de chir.).

Annales de gynécologie, 1877 et 1885.

Bulletins de la Société anatomique, 1862, 1874, 1875, 1881, 1884, 1887.

Mémoires de la Société de chirurgie, 1881 (Nicaise).

Archives générales de Médecine (3e série, tom. XIV, 1re série, tom. IV).

Progrès médical, 1888.

Gazette médicale de Paris 1883 (tumeurs ovariques par Gallard).

RENDU (I.). — Lyon médical, 1886.

MARTIN (Dr). — Obstétrical transactions, vol. XII.

SPENCER WELLS. — Diseases of the ovaries, 1872.

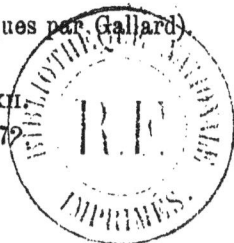

www.ingramcontent.com/pod-product-compliance
Lightning Source LLC
Chambersburg PA
CBHW050627210326
41521CB00008B/1413